Cuisine Paléo

Un Voyage Gourmand avec Sophie Dubois

Sophie Dubois

Résumé

Côtes levées fumées à la moutarde aux pommes 11

CÔTE 11

sauce 11

Porc campagnard cuit au four avec salade d'ananas frais 14

Goulasch de porc épicé 16

Goulache 16

Chou 16

Boulettes de saucisses marinara avec tranches de fenouil et oignons sautés 18

Bruit 18

Mariner 18

Barquettes de courgettes farcies au porc au basilic et pignons de pin 21

Bols de nouilles au porc au curry et à l'ananas avec lait de coco et herbes 23

Steaks de porc grillés épicés avec salade de concombre aigre 25

Pizza en croûte de courgettes avec pesto de tomates séchées, poivrons et saucisses italiennes 27

Gigot d'agneau fumé au citron et coriandre et asperges grillées 30

Plat d'agneau chaud 33

Ragoût d'agneau aux nouilles de céleri-rave 35

Côtelettes d'agneau françaises avec chutney de dattes et grenade 37

chutney 37

Côtes d'agneau 37

Côtelettes d'agneau chimichurri avec salade de radicchio sauté 39

Côtelettes d'agneau frottées d'anchois et de sauge avec rémoulade de carottes et patates douces 41

Côtelettes d'agneau aux échalotes, menthe et origan 43

Agneau 43

salade 43

Burgers d'agneau du jardin farcis au coulis de poivron rouge 46

Coulis De Poivron Rouge 46

Hamburger 46

Brochettes d'agneau double à l'origan et sauce tzatziki 50

Brochettes d'agneau 50

Sauce Tzatziki grecque	50
Poulet frit au safran et citron	52
Poulet spatchcock avec salade de jicama	54
Poulet	54
Salade De Chou	54
Dos de poulet rôti avec vodka, carottes et sauce tomate	57
Poulet Rôti et Frites de Rutabaga	59
Coq au vin aux trois champignons et purée de rutabaga à la ciboulette	61
Baguettes glacées au brandy et aux pêches	64
Glaçage au brandy de pêche	64
Poulet mariné au chili avec salade de mangue et melon	66
Poulet	66
salade	66
Cuisses de poulet façon tandoori avec raita de concombre	69
Poulet	69
Raïta de concombre	69
Ragoût de poulet au curry avec légumes-racines, asperges et sauce menthe pomme verte	71
Salade paillarde de poulet grillé, framboises, betteraves et amandes grillées	73
Poitrines de poulet farcies au brocoli navet avec sauce tomate fraîche et salade César	76
Rouleaux de shawarma au poulet grillé avec légumes assaisonnés et sauce aux pignons de pin	79
Poitrines de poulet braisées au four avec champignons, purée de chou-fleur à l'ail et asperges rôties	81
Soupe thaïlandaise au poulet	83
Poulet frit au citron et à la sauge avec endives	85
Poulet aux oignons verts, cresson et radis	88
Poulet Tikka Masala	90
Cuisses de poulet Ras El Hanout	93
Cuisses de poulet adobo aux fruits étoilés sur épinards braisés	95
Tacos au poulet et au chou poblano avec mayonnaise au chipotle	97
Ragoût de poulet avec mini-carottes et bok choy	99
Purée de poulet à l'orange et au paprika dans des wraps de laitue	101
Poulet vietnamien à la citronnelle et à la noix de coco	103
Salade de poulet grillé et scarole aux pommes	106

Soupe toscane au poulet et rubans de chou noir ... 108
Saindoux De Poulet ... 110
Burger de poulet à la sauce aux noix de cajou du Sichuan ... 112
Sauce aux noix de cajou du Sichuan ... 112
Rouleaux de poulet turcs ... 114
Poules espagnoles de Cornouailles ... 116
Poules de Cornouailles rôties à la pistache avec salade de roquette, abricot et fenouil ... 118
Magret de canard avec salade de grenade et jicama ... 122
Steaks grillés avec hachis de légumes-racines râpés ... 124
Purée asiatique de boeuf et légumes ... 127
Filets de citron avec sauce asiatique et salade de chou ... 129
Steaks Tri-Tip sautés avec Peperonata de chou-fleur ... 132
Steaks de fer plat au Poivre avec sauce aux champignons et à la Dijon ... 134
Steaks ... 134

sauce134

Steaks de fer plat grillés avec oignons chipotle caramélisés et sauce salsa ... 137
Steaks ... 137
Salade en sauce ... 137
Oignons caramélisés ... 137
Faux-filet grillé à la ciboulette et au "beurre" à l'ail ... 140
Salade de faux-filet aux betteraves grillées ... 142
Côtes levées à la coréenne avec chou au gingembre sauté ... 144
Côtelettes de bœuf avec gremolata aux agrumes et fenouil ... 147

CÔTE147

Citrouille dans une poêle ... 147
gremolata ... 147
Steaks suédois avec salade de concombre à la moutarde et à l'aneth ... 150
Salade de concombre ... 150
Boulettes de boeuf ... 150
Burger de bœuf recouvert de roquette et de légumes racines rôtis ... 154
Burger de bœuf grillé et tomates en croûte de sésame ... 157
Burger sur bâtonnet sauce Baba Ghanoush ... 160
Poivrons farcis fumés ... 163
Burger de bison, oignons cabernet et roquette ... 166

Pain de viande de bison et d'agneau sur blettes et patates douces 169

Sauce aux pommes et groseilles Boulettes de bison aux pappardelles de courgettes 172

Bruit 172

Sauce aux pommes et groseilles 172

Pappardelles de courgettes 173

Bolognaise de bison et de cèpes avec courge spaghetti à l'ail rôti 175

Chili con carne de bison 178

Steaks de bison aux épices marocaines et citrons grillés 180

Contre-filet de bison frotté aux herbes de Provence 181

Côtes de bison braisées au café avec gremolata de mandarine et purée de céleri-rave 183

Marinade 183

Braiser 183

Bouillon d'os de boeuf 186

Épaule de porc frottée aux épices tunisiennes avec pommes de terre sautées épicées 188

Cochon 188

frites 188

Épaule de porc grillée cubaine 191

Rôti de porc frotté aux épices italiennes avec légumes 194

Taupe de porc à la mijoteuse 196

Ragoût de potiron et de porc épicé au cumin 198

Steak de surlonge farci aux fruits avec sauce au brandy 200

Faire frire 200

Sauce au cognac 200

Porchetta rôti de porc 203

Longe de porc braisée aux tomates 205

Filet de porc farci aux abricots 207

Filet de porc rôti aux herbes avec huile d'ail croustillant 209

Porc épicé indien avec sauce à la noix de coco 211

Escalopes de porc épicées aux pommes et châtaignes 212

Fajita de porc au wok 215

Filet de porc au porto et prunes 217

Porc façon Moo Shu dans des saladiers avec légumes marinés 219

Légumes marinés 219

Cochon..219
Côtelettes de porc à la macadamia, sauge, figues et purée de pommes de terre....221

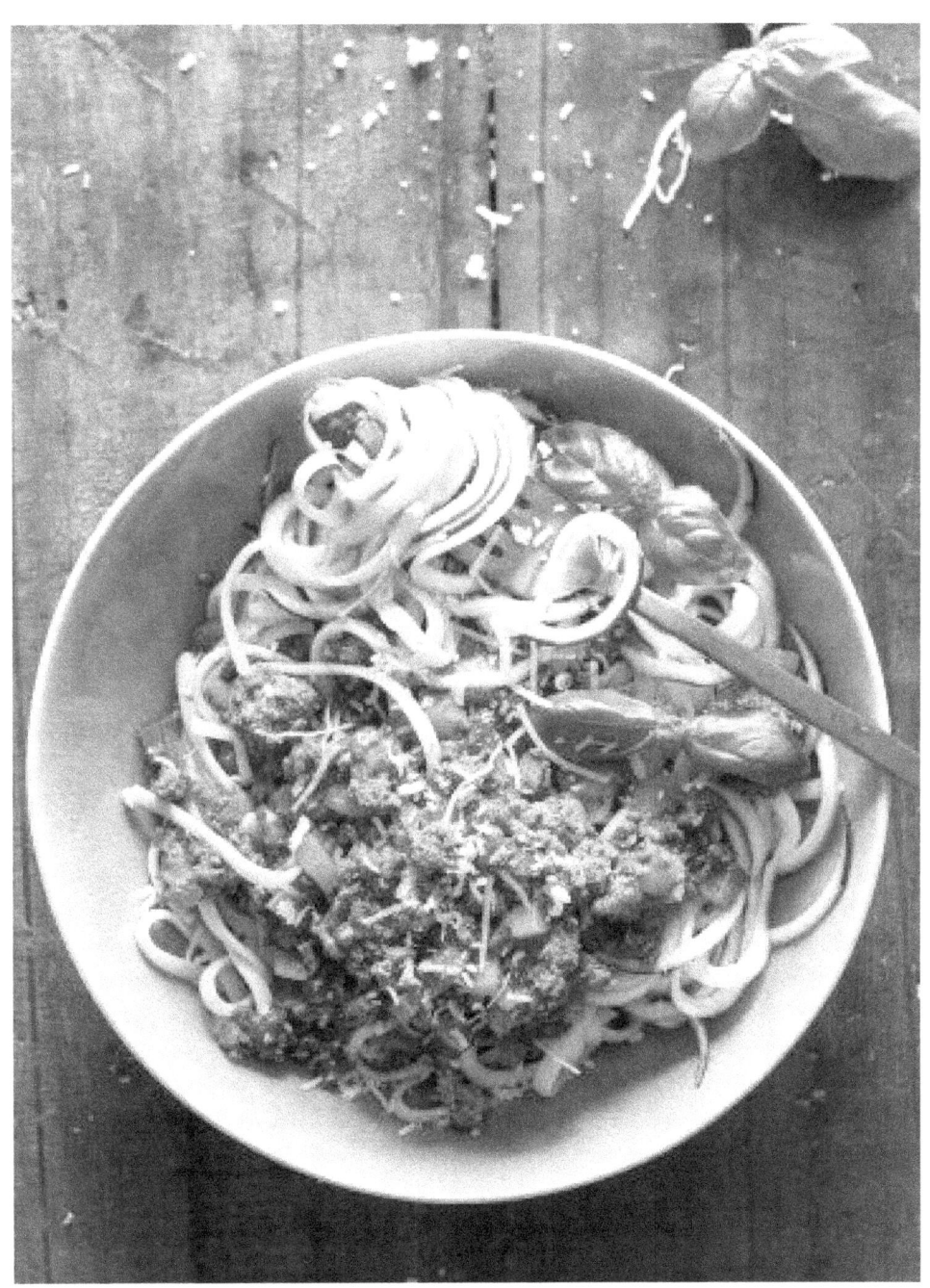

COTES LEVEES FUMEES A LA MOUTARDE AUX POMMES

MOUILLE:1 heure de repos : 15 minutes fumage : 4 heures ébullition : 20 minutes pour : 4 portionsPHOTO

LE GOUT RICHE ET LA TEXTURE CHARNUEDE COTES FUMEES NECESSITE QUELQUE CHOSE DE FRAIS ET DE CROQUANT POUR ACCOMPAGNER. PRESQUE TOUTES LES SALADES DE CHOU CONVIENNENT, MAIS LA SALADE DE FENOUIL (VOIRORDONNANCEET REPRESENTEICI), EST PARTICULIEREMENT BON.

CÔTE

- 8 à 10 morceaux de bois de pommier ou de caryer
- 3 à 3½ livres de côtes levées de porc
- ¼ tasse d'assaisonnement fumé (voirordonnance)

SAUCE

- 1 pomme moyennement rare, pelée, épépinée et tranchée finement
- ¼ tasse d'oignon haché
- ¼ tasse d'eau
- ¼ tasse de vinaigre de cidre
- 2 cuillères à soupe de moutarde de Dijon (voirordonnance)
- 2 ou 3 cuillères à soupe d'eau

1. Faites tremper les morceaux de bois dans suffisamment d'eau pour les couvrir pendant au moins 1 heure avant de les fumer. Égoutter avant utilisation. Coupez le gras visible des côtes. Si nécessaire, retirez la fine membrane située à l'arrière des côtes. Placez les côtes levées dans une grande poêle peu profonde. Saupoudrer uniformément d'assaisonnement fumé; frotter avec les

doigts. Laisser reposer 15 minutes à température ambiante.

2. Dans un fumoir, disposez les charbons préchauffés, les copeaux de bois égouttés et la bouilloire conformément aux instructions du fabricant. Versez l'eau dans la casserole. Placez les côtes levées, côté os vers le bas, sur la grille au-dessus de la poêle. (Ou placez les côtes levées sur une grille ; placez la grille sur le gril.) Couvrez et fumez pendant 2 heures. Maintenez une température d'environ 225°F dans le fumoir tout au long du fumage. Ajoutez du charbon de bois et de l'eau supplémentaires si nécessaire pour maintenir la température et l'humidité.

3. Pendant ce temps, pour la sauce à vadrouille, mélanger les tranches de pomme, l'oignon et ¼ tasse d'eau dans une petite casserole. Cuit; Baissez le feu. Laisser mijoter à couvert pendant 10 à 12 minutes ou jusqu'à ce que les tranches de pomme soient très tendres, en remuant de temps en temps. Refroidir légèrement; transférer la pomme et l'oignon non égouttés dans un robot culinaire ou un mélangeur. Couvrir et traiter ou mélanger jusqu'à consistance lisse. Remettez la purée dans la poêle. Mélangez le vinaigre et la moutarde avec le Dijon. Cuire à feu moyen pendant 5 minutes en remuant de temps en temps. Ajoutez 2 à 3 cuillères à soupe d'eau (ou plus, si nécessaire) pour donner à la sauce la consistance d'une vinaigrette. Divisez la sauce en trois parties.

4. Au bout de 2 heures, badigeonnez généreusement les côtes avec un tiers de la sauce vadrouille. Couvrir et fumer encore une heure. Badigeonner à nouveau avec un autre

tiers de la sauce pour vadrouille. Enveloppez chaque tranche de côtes levées dans du papier d'aluminium épais et remettez les côtes levées dans le fumoir, en les empilant les unes sur les autres si nécessaire. Couvrir et fumer pendant 1 à 1,5 heures supplémentaires ou jusqu'à ce que les côtes soient tendres.*

5. Déballez les côtes levées et badigeonnez-les du tiers restant de la sauce vadrouille. Couper les côtes entre les os pour servir.

*Conseil : Pour tester la tendreté des côtes, retirez délicatement le papier d'aluminium de l'une des assiettes à côtes. Ramassez l'assiette de côtes levées avec des pinces, en la tenant par le quart supérieur de l'assiette. Retournez la tranche de côte de façon à ce que le côté charnu soit vers le bas. Si les côtes sont tendres, le plat devrait commencer à se désagréger lorsque vous le prenez. Si elles ne sont pas tendres, enveloppez-les dans du papier aluminium et continuez à fumer les côtes jusqu'à ce qu'elles soient tendres.

PORC CAMPAGNARD CUIT AU FOUR AVEC SALADE D'ANANAS FRAIS

LES PREPARATIFS:20 minutes Préparation : 8 minutes Cuisson : 1 heure 15 minutes Pour : 4 portions

LE PORC CAMPAGNARD EST CHARNU,BON MARCHE ET, S'IL EST BIEN TRAITE, COMME CUIT LENTEMENT ET LENTEMENT DANS UN DESORDRE DE SAUCE BARBECUE, INCROYABLEMENT TENDRE.

2 livres de côtes levées de campagne désossées
¼ cuillère à café de poivre noir
1 cuillère à soupe d'huile de coco raffinée
½ tasse de jus d'orange frais
1½ dl de sauce barbecue (voir<u>ordonnance</u>)
3 tasses de chou vert et/ou rouge haché
1 tasse de carottes hachées
2 dl d'ananas finement haché
⅓ tasse de vinaigrette aux agrumes brillante (voir<u>ordonnance</u>)
Sauce barbecue (voir<u>ordonnance</u>) (facultatif)

1. Préchauffer le four à 350°F. Saupoudrer le porc de poivre. Faites chauffer l'huile de coco à feu moyen-vif dans une très grande poêle. Ajouter les côtelettes de porc; cuire au four pendant 8 à 10 minutes ou jusqu'à ce qu'ils soient dorés et uniformément dorés. Placer les côtes levées dans un plat allant au four rectangulaire de 3 litres.

2. Pour la sauce, ajoutez le jus d'orange dans la poêle en remuant pour gratter les morceaux dorés. Incorporer 1½ tasse de sauce barbecue. Versez la sauce sur les côtes. Retourner les côtes pour les enrober de sauce (utiliser un pinceau à pâtisserie pour badigeonner les côtes de sauce

si nécessaire). Couvrir hermétiquement la poêle avec du papier d'aluminium.

3. Faites cuire les côtes levées pendant 1 heure. Retirer le papier d'aluminium et badigeonner les côtes levées de sauce du plat allant au four. Cuire encore environ 15 minutes ou jusqu'à ce que les côtes soient tendres et dorées et que la sauce ait légèrement épaissi.

4. Pendant ce temps, pour la salade d'ananas, mélanger le chou, les carottes, l'ananas et la vinaigrette aux agrumes. Couvrir et mettre au réfrigérateur jusqu'au moment de servir.

5. Servir les côtes levées avec de la salade de chou et, si désiré, davantage de sauce barbecue.

GOULASCH DE PORC EPICE

LES PREPARATIFS: 20 minutes de cuisson : 40 minutes pour : 6 portions

CE RAGOUT HONGROIS EST SERVISUR UN LIT DE CHOU CROQUANT FRAICHEMENT FANE POUR UN PLAT UNIQUE. ÉCRASEZ LE CUMIN DANS UN MORTIER ET UN PILON SI VOUS EN AVEZ UN. SINON, ECRASEZ-LES SOUS LE COTE LARGE D'UN COUTEAU DE CHEF EN APPUYANT DOUCEMENT SUR LE COUTEAU AVEC VOTRE POING.

GOULACHE

- 1½ livre de porc haché
- 2 tasses de poivrons rouges, orange et/ou jaunes hachés
- ¾ tasse d'oignon rouge finement haché
- 1 petit piment rouge frais, épépiné et haché finement (voir conseil)
- 4 cuillères à café d'assaisonnement fumé (voir ordonnance)
- 1 cuillère à café de cumin haché
- ¼ cuillère à café de marjolaine ou d'origan moulu
- 1 boîte de 14 onces de tomates en dés non salées et non égouttées
- 2 cuillères à soupe de vinaigre de vin rouge
- 1 cuillère à soupe de zeste de citron finement haché
- ⅓ tasse de persil frais haché

CHOU

- 2 cuillères à soupe d'huile d'olive
- 1 oignon moyen, tranché
- 1 chou vert ou rouge à petite tête, épépiné et tranché finement

1. Pour le goulasch, faites cuire le porc haché, les poivrons et les oignons dans une grande cocotte à feu moyen-vif pendant 8 à 10 minutes ou jusqu'à ce que le porc ne soit plus rose et que les légumes soient croustillants, en remuant avec une cuillère en bois pour briser la viande.

Retirez la graisse. Réduire le feu au minimum; ajouter le piment rouge, les épices fumées, les graines de cumin et la marjolaine. Couvrir et cuire 10 minutes. Ajoutez les tomates non égouttées et le vinaigre. Cuit; Baissez le feu. Cuire à couvert pendant 20 minutes.

2. Pendant ce temps, pour le chou, dans une très grande poêle, faire chauffer l'huile à feu moyen. Ajouter l'oignon et cuire jusqu'à ce qu'il soit ramolli, environ 2 minutes. Ajouter le chou; remuer pour combiner. Réduire le feu au minimum. Cuire environ 8 minutes ou jusqu'à ce que le chou soit juste tendre, en remuant de temps en temps.

3. Pour servir, versez un peu du mélange de chou dans une assiette. Garnir de goulasch et saupoudrer de zeste de citron et de persil.

BOULETTES DE SAUCISSES MARINARA AVEC TRANCHES DE FENOUIL ET OIGNONS SAUTES

LES PREPARATIFS : 30 minutes de cuisson : 30 minutes de cuisson : 40 minutes pour : 4 à 6 portions

CETTE RECETTE EST UN EXEMPLE RARE D'UN PRODUIT EN CONSERVE QUI FONCTIONNE AUSSI BIEN, SINON MIEUX, QUE LA VERSION FRAICHE. À MOINS D'AVOIR DES TOMATES TRES TRES MURES, VOUS N'OBTIENDREZ PAS UNE TEXTURE AUSSI BONNE AVEC UNE SAUCE AUX TOMATES FRAICHES QU'AVEC DES TOMATES EN CONSERVE. ASSUREZ-VOUS SIMPLEMENT D'UTILISER UN PRODUIT SANS SEL AJOUTE ET, MIEUX ENCORE, BIOLOGIQUE.

BRUIT

- 2 gros œufs
- ½ tasse de farine d'amande
- 8 gousses d'ail, émincées
- 6 cuillères à soupe de vin blanc sec
- 1 cuillère à soupe de paprika
- 2 cuillères à café de poivre noir
- 1 cuillère à café de graines de fenouil légèrement écrasées
- 1 cuillère à café d'origan séché, haché
- 1 cuillère à café de thym séché, haché
- ¼ à ½ cuillère à café de poivre de Cayenne
- 1½ livre de porc haché

MARINER

- 2 cuillères à soupe d'huile d'olive
- 2 boîtes de 15 onces de tomates concassées non salées ou 1 boîte de 28 onces de tomates concassées non salées

½ tasse de basilic frais haché

3 fenouils moyens, coupés en deux, épépinés et tranchés finement

1 gros oignon doux, coupé en deux et tranché finement

1. Préchauffer le four à 375°F. Tapisser une grande plaque à pâtisserie à rebords de papier parchemin; mettre de côté. Fouetter ensemble les œufs, la farine d'amande, 6 gousses d'ail émincées, 3 cuillères à soupe de vin, le paprika, 1 1/2 cuillère à café de poivre noir, les graines de fenouil, l'origan, le thym et le poivre de Cayenne dans un grand bol. Ajouter le porc; bien mélanger. Former le mélange de porc en galettes de 1 1/2 pouce (il devrait y avoir environ 24 galettes); disposer en une seule couche sur la plaque à pâtisserie préparée. Cuire environ 30 minutes ou jusqu'à ce qu'ils aient un peu de couleur, en les retournant une fois pendant la cuisson.

2. Pendant ce temps, pour la sauce marinara, faites chauffer 1 cuillère à soupe d'huile d'olive dans une cocotte de 4 à 6 litres. Ajouter les 2 gousses d'ail émincées restantes; cuire environ 1 minute ou jusqu'à ce qu'il commence à colorer. Ajoutez rapidement les 3 cuillères à soupe de vin restantes, les tomates concassées et le basilic. Cuit; Baissez le feu. Cuire à feu doux pendant 5 minutes. Mélangez délicatement les boulettes de viande cuites dans la sauce marinara. Couvrir et laisser mijoter 25 à 30 minutes.

3. Pendant ce temps, faites chauffer 1 cuillère à soupe d'huile d'olive restante dans une grande poêle à feu moyen. Incorporer le fenouil et l'oignon tranchés. Cuire pendant 8 à 10 minutes ou jusqu'à ce qu'ils soient tendres et légèrement dorés, en remuant fréquemment. Assaisonner

avec la ½ cuillère à café de poivre noir restante. Servir les boulettes de viande et la sauce marinara sur le fenouil et les oignons sautés.

BARQUETTES DE COURGETTES FARCIES AU PORC AU BASILIC ET PIGNONS DE PIN

LES PREPARATIFS:20 minutes de cuisson : 22 minutes de cuisson : 20 minutes pour : 4 portions

LES ENFANTS VONT ADORER CE PLAT AMUSANTDE COURGETTES EVIDEES FARCIES DE PORC HACHE, TOMATES ET POIVRONS. SI VOUS LE SOUHAITEZ, AJOUTEZ 3 CUILLERES A SOUPE DE PESTO DE BASILIC (VOIRORDONNANCE) A LA PLACE DU BASILIC FRAIS, DU PERSIL ET DES PIGNONS DE PIN.

- 2 courgettes moyennes
- 1 cuillère à soupe d'huile d'olive extra vierge
- 12 onces de porc haché
- ¾ tasse d'oignon haché
- 2 gousses d'ail, hachées
- 1 dl de tomates concassées
- ⅔ tasse de poivron jaune ou orange finement haché
- 1 cuillère à café de graines de fenouil légèrement écrasées
- ½ cuillère à café de flocons de piment rouge broyés
- ¼ tasse de basilic frais haché
- 3 cuillères à soupe de persil frais haché
- 2 cuillères à soupe de pignons de pin grillés (voirconseil) et haché grossièrement
- 1 cuillère à café de zeste de citron finement haché

1. Préchauffer le four à 350°F. Coupez les courgettes en deux dans le sens de la longueur et grattez soigneusement le centre, en laissant une peau de ¼ de pouce d'épaisseur. Hachez grossièrement la masse de courgettes et réservez. Disposer les moitiés de courgettes, côté coupé vers le

haut, sur une plaque à pâtisserie tapissée de papier d'aluminium.

2. Pour la garniture, faites chauffer l'huile d'olive dans une grande poêle à feu moyen. Ajouter le porc haché; cuire jusqu'à ce qu'il ne soit plus rose, en remuant avec une cuillère en bois pour briser la chair. Retirez la graisse. Baisser le feu à moyen. Ajouter la pulpe de courgette réservée, l'oignon et l'ail; cuire et remuer environ 8 minutes ou jusqu'à ce que l'oignon soit tendre. Incorporer les tomates, le paprika, les graines de fenouil et le piment écrasé. Cuire environ 10 minutes ou jusqu'à ce que les tomates soient tendres et commencent à se décomposer. Retirez la casserole du feu. Incorporer le basilic, le persil, les pignons de pin et le zeste de citron. Répartissez la garniture entre les coques de courgettes coupées en petits morceaux. Cuire pendant 20 à 25 minutes ou jusqu'à ce que la peau des courgettes soit croustillante.

BOLS DE NOUILLES AU PORC AU CURRY ET A L'ANANAS AVEC LAIT DE COCO ET HERBES

LES PREPARATIFS:30 minutes Préparation : 15 minutes Cuisson : 40 minutes
Ingrédients : 4 portions<u>PHOTO</u>

- 1 grosse courge spaghetti
- 2 cuillères à soupe d'huile de coco raffinée
- 1 lb de porc haché
- 2 cuillères à soupe d'oignons verts finement hachés
- 2 cuillères à soupe de jus de citron vert frais
- 1 cuillère à soupe de gingembre frais finement haché
- 6 gousses d'ail, émincées
- 1 cuillère à soupe de citronnelle moulue
- 1 cuillère à soupe de poudre de curry rouge de style thaïlandais non salée
- 1 tasse de poivron rouge haché
- 1 dl d'oignon haché
- ½ tasse de carottes en julienne
- 1 bok choy, tranché (3 tasses)
- 1 dl de champignons frais tranchés
- 1 ou 2 piments thaïlandais émincés (voir<u>conseil</u>)
- 1 boîte de 13,5 onces de lait de coco naturel (comme Nature's Way)
- ½ tasse de bouillon d'os de poulet (voir<u>ordonnance</u>) ou bouillon de poulet sans sel ajouté
- ¼ tasse de jus d'ananas frais
- 3 cuillères à soupe de beurre de cajou non salé sans huile
- 1 tasse d'ananas frais coupé en dés
- Quartiers de lime
- Coriandre fraîche, menthe et/ou basilic thaï
- Noix de cajou grillées hachées

1. Préchauffer le four à 400°F. Courge spaghetti au micro-ondes à puissance maximale pendant 3 minutes. Coupez soigneusement le potiron en deux dans le sens de la longueur et grattez les graines. Frottez 1 cuillère à soupe d'huile de noix de coco sur les côtés coupés de la courge. Placer les moitiés de courge, côté coupé vers le bas, sur une plaque à pâtisserie. Cuire au four de 40 à 50 minutes ou jusqu'à ce que la courge puisse être facilement percée avec un couteau. À l'aide des dents d'une fourchette, grattez la viande de la peau et réservez au chaud jusqu'au moment de servir.

2. Pendant ce temps, mélanger le porc, les oignons verts, le jus de citron vert, le gingembre, l'ail, la citronnelle et la poudre de curry dans un bol moyen ; bien mélanger. Faites chauffer la cuillère à soupe d'huile de noix de coco restante à feu moyen-vif dans une très grande poêle. Ajouter le mélange de porc; cuire jusqu'à ce qu'il ne soit plus rose, en remuant avec une cuillère en bois pour briser la chair. Ajouter le poivron, l'oignon et la carotte; cuire et remuer environ 3 minutes ou jusqu'à ce que les légumes soient tendres et croustillants. Incorporer le bok choy, les champignons, le piment, le lait de coco, le bouillon d'os de poulet, le jus d'ananas et le beurre de cajou. Cuit; Baissez le feu. Ajouter l'ananas; laisser mijoter à découvert jusqu'à ce que le tout soit bien chaud.

3. Pour servir, répartissez les spaghettis dans quatre bols. Versez le porc au curry sur la courge. Servir avec des quartiers de citron vert, des herbes et des noix de cajou.

STEAKS DE PORC GRILLES EPICES AVEC SALADE DE CONCOMBRE AIGRE

LES PREPARATIFS:30 minutes grill : 10 minutes repos : 10 minutes pour : 4 portions

LA SALADE DE CONCOMBRE CROQUANTAROMATISE A LA MENTHE FRAICHE, C'EST UN COMPLEMENT RAFRAICHISSANT ET RAFRAICHISSANT AUX BURGERS DE PORC EPICES.

- ⅓ tasse d'huile d'olive
- ¼ tasse de menthe fraîche hachée
- 3 cuillères à soupe de vinaigre de vin blanc
- 8 gousses d'ail, émincées
- ¼ cuillère à café de poivre noir
- 2 concombres moyens, tranchés très finement
- 1 petit oignon, tranché finement (environ ½ tasse)
- 1¼ à 1½ livre de porc haché
- ¼ tasse de coriandre fraîche hachée
- 1 à 2 piments jalapeño ou serrano frais moyens, épépinés (si désiré) et finement hachés (voir conseil)
- 2 poivrons rouges moyens, épépinés et coupés en quartiers
- 2 cuillères à café d'huile d'olive

1. Fouetter ensemble ⅓ tasse d'huile d'olive, la menthe, le vinaigre, 2 gousses d'ail émincées et le poivre noir dans un grand bol. Ajoutez les tranches de concombre et l'oignon. Mélanger jusqu'à ce qu'il soit bien enrobé. Couvrir et réfrigérer jusqu'au moment de servir, en remuant une ou deux fois.

2. Mélangez le porc, la coriandre, le piment et les 6 gousses d'ail émincées restantes dans un grand bol. Former quatre galettes de ¾ de pouce d'épaisseur. Badigeonnez

légèrement les quartiers de poivrons avec 2 cuillères à café d'huile d'olive.

3. Pour un gril au charbon de bois ou au gaz, placez les steaks et les quartiers de poivrons directement sur feu moyen. Couvrir et griller jusqu'à ce qu'un thermomètre à lecture instantanée inséré dans les côtés des galettes de porc indique 160 °F et que les quartiers de poivrons soient tendres et légèrement carbonisés, en retournant les galettes et les quartiers de poivrons une fois à mi-cuisson. Attendez 10 à 12 minutes pour les steaks et 8 à 10 minutes pour les quartiers de poivrons.

4. Lorsque les quartiers de poivrons sont cuits, enveloppez-les dans un morceau de papier d'aluminium pour les enfermer complètement. Laisser reposer environ 10 minutes ou jusqu'à ce qu'il soit suffisamment froid pour être manipulé. Retirez délicatement la peau du poivron avec un couteau bien aiguisé. Tranchez finement les quartiers de poivron dans le sens de la longueur.

5. Pour servir, assaisonnez la salade de concombre et répartissez-la uniformément dans quatre grandes assiettes de service. Disposez un steak de porc dans chaque assiette. Disposez les tranches de piment uniformément sur les steaks.

PIZZA EN CROUTE DE COURGETTES AVEC PESTO DE TOMATES SECHEES, POIVRONS ET SAUCISSES ITALIENNES

LES PREPARATIFS:30 minutes Préparation : 15 minutes Cuisson : 30 minutes Portions : 4 portions

C'EST UNE PIZZA AU COUTEAU ET A LA FOURCHETTE.ASSUREZ-VOUS DE PRESSER LEGEREMENT LES SAUCISSES ET LES POIVRONS DANS LA CROUTE ENROBEE DE PESTO AFIN QUE LES GARNITURES COLLENT SUFFISAMMENT POUR PERMETTRE A LA PIZZA DE BIEN COUPER.

- 2 cuillères à soupe d'huile d'olive
- 1 cuillère à soupe d'amandes finement hachées
- 1 gros œuf, légèrement battu
- ½ tasse de farine d'amande
- 1 cuillère à soupe d'origan frais haché
- ¼ cuillère à café de poivre noir
- 3 gousses d'ail, émincées
- 3½ tasses de courgettes hachées (2 moyennes)
- Saucisse italienne (voir ordonnance, sous)
- 1 cuillère à soupe d'huile d'olive extra vierge
- 1 poivron (jaune, rouge ou la moitié de chaque), épépiné et coupé en très fines lanières
- 1 petit oignon, tranché finement
- Pesto de tomates séchées (voir ordonnance, sous)

1. Préchauffer le four à 425°F. Badigeonner une plaque à pizza de 12 pouces avec 2 cuillères à soupe d'huile d'olive. Saupoudrer d'amandes hachées; mettre de côté.

2. Pour la croûte, mélanger les œufs, la farine d'amande, l'origan, le poivre noir et l'ail dans un grand bol. Placez les

courgettes hachées dans une serviette propre ou un morceau de gaze. Envelopper hermétiquement

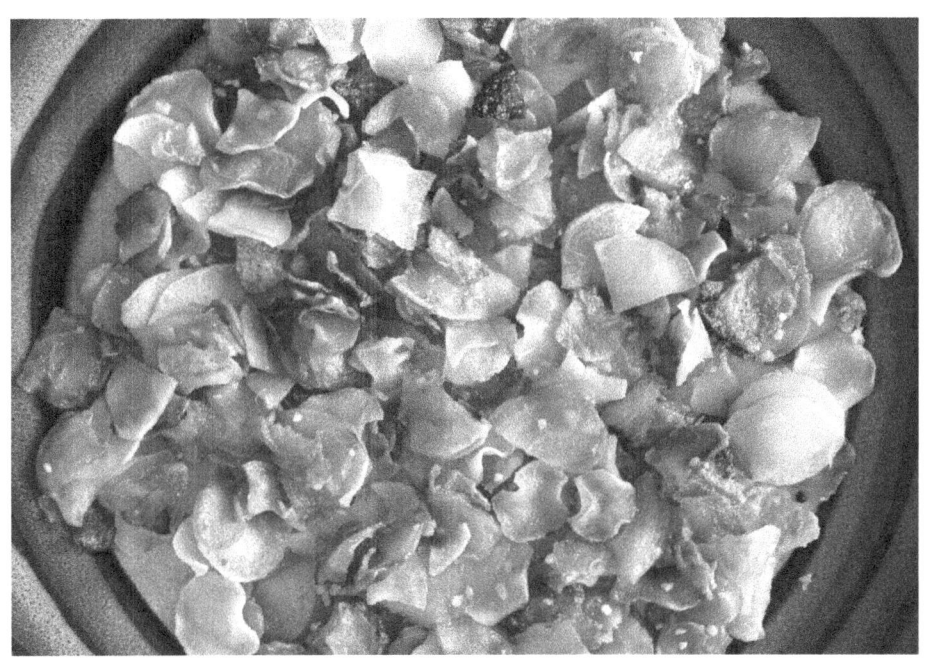

GIGOT D'AGNEAU FUME AU CITRON ET CORIANDRE ET ASPERGES GRILLEES

MOUILLE:30 minutes Préparation : 20 minutes Grill : 45 minutes Repos : 10 minutes
Donne : 6 à 8 portions

CE PLAT EST SIMPLE MAIS ELEGANTDEUX INGREDIENTS QUI RESSORTENT A L'HONNEUR AU PRINTEMPS : L'AGNEAU ET LES ASPERGES. LA TORREFACTION DES GRAINES DE CORIANDRE FAIT RESSORTIR SA SAVEUR CHALEUREUSE, TERREUSE ET LEGEREMENT ACIDULEE.

- 1 tasse de copeaux de bois de caryer
- 2 cuillères à soupe de graines de coriandre
- 2 cuillères à soupe de zeste de citron finement haché
- 1½ cuillères à café de poivre noir
- 2 cuillères à soupe de thym frais haché
- 1 gigot d'agneau désossé de 2 à 3 livres
- 2 bottes d'asperges fraîches
- 1 cuillère à soupe d'huile d'olive
- ¼ cuillère à café de poivre noir
- 1 citron, en quartiers

1. Faire tremper les copeaux de caryer dans suffisamment d'eau dans un bol au moins 30 minutes avant de les fumer ; mettre de côté. Pendant ce temps, faites griller les graines de coriandre dans une petite poêle à feu moyen pendant environ 2 minutes ou jusqu'à ce qu'elles soient parfumées et crépitantes, en remuant fréquemment. Retirer les graines de la poêle; Laisser refroidir. Une fois les graines refroidies, écrasez-les grossièrement dans un mortier et un pilon (ou placez les graines sur une planche à découper et écrasez-les avec le dos d'une cuillère en

bois). Dans un petit bol, mélanger les graines de coriandre écrasées, le zeste de citron, 1 1/2 cuillère à café de poivre et le thym ; mettre de côté.

2. Retirez le filet du rôti d'agneau, le cas échéant. Sur un plan de travail, ouvrez le rôti, côté gras vers le bas. Saupoudrer la moitié du mélange d'épices sur la viande; frotter avec les doigts. Enroulez le steak et attachez-le avec quatre ou six morceaux de ficelle de cuisine 100 % coton. Saupoudrer le reste du mélange d'épices sur l'extérieur du rôti, en appuyant légèrement pour qu'il adhère.

3. Pour un gril au charbon de bois, disposez les charbons à feu moyen autour d'une lèchefrite. Essayez un feu moyen sur la poêle. Saupoudrez les chips égouttées sur le charbon de bois. Placez l'agneau rôti sur la grille au-dessus de la lèchefrite. Couvrir et fumer pendant 40 à 50 minutes à feu moyen (145°F). (Pour un gril à gaz, préchauffer le gril. Réduire le feu à moyen. Ajuster pour une cuisson indirecte. Fumer comme ci-dessus, mais ajouter des copeaux de bois égouttés selon les instructions du fabricant.) Couvrir le rôti de papier d'aluminium. Laisser poser 10 minutes avant de couper.

4. Pendant ce temps, coupez le dessus ligneux des asperges. Dans un grand bol, mélanger les asperges avec l'huile d'olive et ¼ de cuillère à café de poivre. Placez les asperges sur les bords extérieurs du gril, directement sur les braises et perpendiculairement au gril. Couvrir et griller pendant 5 à 6 minutes jusqu'à tendreté. Pressez les quartiers de citron sur les asperges.

5. Retirez la ficelle du rôti d'agneau et tranchez finement la viande. Servir la viande avec des asperges grillées.

PLAT D'AGNEAU CHAUD

LES PREPARATIFS :30 minutes Préparation : 2 heures et 40 minutes Portions : 4 portions

RECHAUFFEZ-VOUS AVEC CE RAGOUT SAVOUREUXUNE NUIT D'AUTOMNE OU D'HIVER. LE RAGOUT EST SERVI SUR UNE PUREE VELOUTEE DE CELERI-RAVE ET DE PANAIS PARFUMEE A LA MOUTARDE DE DIJON, CREME DE NOIX DE CAJOU ET CIBOULETTE. REMARQUE : LE CELERI-RAVE EST PARFOIS APPELE CELERI-RAVE.

- 10 grains de poivre noir
- 6 feuilles de sauge
- 3 piment de la Jamaïque entier
- 2 bandes de 2 pouces de zeste d'orange
- 2 kilos d'épaule d'agneau désossée
- 3 cuillères à soupe d'huile d'olive
- 2 oignons moyens, hachés grossièrement
- 1 boîte de 14,5 onces de tomates en dés sans sel ajouté, non égouttées
- 1 1/2 tasse de bouillon de bœuf (voir ordonnance) ou bouillon de viande sans ajout de sel
- ¾ verre de vin blanc sec
- 3 grosses gousses d'ail écrasées et pelées
- 2 livres de céleri-rave, pelé et coupé en cubes de 1 pouce
- 6 panais moyens, pelés et coupés en tranches de 1 pouce (environ 2 livres)
- 2 cuillères à soupe d'huile d'olive
- 2 cuillères à soupe de crème de cajou (voir ordonnance)
- 1 cuillère à soupe de moutarde de Dijon (voir ordonnance)
- ¼ tasse de ciboulette hachée

1. Pour le bouquet garni, coupez un carré de 7 pouces d'étamine. Placez les grains de poivre, la sauge, le piment de la Jamaïque et le zeste d'orange au centre de l'étamine.

Rassemblez les coins de l'étamine et attachez-les avec de la ficelle de cuisine propre 100 % coton. Mettre de côté.

2. Coupez le gras de l'épaule d'agneau; couper l'agneau en morceaux de 1 pouce. Faites chauffer 3 cuillères à soupe d'huile d'olive à feu moyen dans une cocotte. Cuire l'agneau, par lots si nécessaire, dans l'huile chaude jusqu'à ce qu'il soit doré ; retirer de la poêle et garder au chaud. Ajouter l'oignon dans la poêle; cuire de 5 à 8 minutes ou jusqu'à ce qu'ils soient tendres et légèrement dorés. Ajouter le bouquet garni, les tomates non égouttées, 1¼ tasse de bouillon de bœuf, le vin et l'ail. Cuit; Baissez le feu. Laisser mijoter à couvert pendant 2 heures en remuant de temps en temps. Retirez et jetez le bouquet garni.

3. Pendant ce temps, pour la purée, mettre le céleri-rave et le panais dans une grande casserole ; couvrir d'eau. Porter à ébullition à feu moyen-vif; réduire le feu au minimum. Couvrir et laisser mijoter de 30 à 40 minutes ou jusqu'à ce que les légumes soient très tendres lorsqu'on les pique avec une fourchette. Vidange; placer les légumes dans un robot culinaire. Ajoutez le ¼ tasse de bouillon de bœuf restant et 2 cuillères à soupe d'huile; pulser jusqu'à ce que la purée soit presque lisse mais ait encore une certaine texture, en s'arrêtant une ou deux fois pour racler les côtés. Transférez la purée dans un bol. Incorporez la crème de cajou, la moutarde et la ciboulette.

4. Pour servir, répartir la purée dans quatre bols ; garnir d'agneau chaud.

RAGOUT D'AGNEAU AUX NOUILLES DE CELERI-RAVE

LES PREPARATIFS:30 minutes de cuisson : 1 heure et 30 minutes pour : 6 portions

LE CELERI ADOPTE UNE APPROCHE COMPLETEMENT DIFFERENTEIL SE FORME DANS CE POT QUE DANS LE POT D'AGNEAU (VOIR<u>ORDONNANCE</u>). UNE TRANCHEUSE A MANDOLINE EST UTILISEE POUR CREER DE TRES FINES LANIERES DE RACINE SUCREE AU GOUT DE NOISETTE. LES « NOUILLES » MIJOTENT DANS LA CASSEROLE JUSQU'A CE QU'ELLES SOIENT TENDRES.

- 2 cuillères à café d'assaisonnement aux herbes citronnées (voir<u>ordonnance</u>)
- 1½ livre de viande de ragoût d'agneau, coupée en cubes de 1 pouce
- 2 cuillères à soupe d'huile d'olive
- 2 dl d'oignon haché
- 1 tasse de carottes hachées
- 1 tasse de navets coupés en dés
- 1 cuillère à soupe d'ail finement haché (6 gousses)
- 2 cuillères à soupe de concentré de tomates sans sel ajouté
- ½ dl de vin rouge sec
- 4 tasses de bouillon de bœuf (voir<u>ordonnance</u>) ou bouillon de viande sans ajout de sel
- 1 feuille de laurier
- 2 tasses de courge musquée, coupée en dés de 1 pouce
- 1 tasse d'aubergine coupée en dés
- 1 livre de céleri-rave, pelé
- Persil frais haché

1. Préchauffer le four à 250°F. Saupoudrer uniformément l'assaisonnement aux herbes citronnées sur l'agneau. Remuer doucement pour enrober. Faites chauffer une cocotte de 6 à 8 litres à feu moyen-vif. Ajoutez 1 cuillère à

soupe d'huile d'olive et la moitié de l'agneau assaisonné dans la cocotte. Faire revenir la viande dans l'huile bouillante de tous les côtés ; transférer la viande dorée dans une assiette et répéter avec le reste de l'agneau et l'huile d'olive. Baisser le feu à moyen.

2. Ajoutez les oignons, les carottes et les navets dans la marmite. Cuire et remuer les légumes pendant 4 minutes; ajouter l'ail et la purée de tomates et cuire encore une minute. Ajoutez le vin rouge, le bouillon de bœuf, les feuilles de laurier, la viande réservée et tout jus accumulé dans la casserole. Portez le mélange à ébullition. Couvrir et placer la cocotte dans le four préchauffé. Cuire 1 heure. Mélangez le potiron et les aubergines. Remettez au four et laissez cuire encore 30 minutes.

3. Pendant que la cocotte est au four, utilisez une mandoline pour trancher très finement le céleri-rave. Coupez les tranches de céleri-rave en lanières de ½ pouce de large. (Vous devriez en avoir environ 4 tasses.) Incorporez les lanières de céleri-rave dans la casserole. Laisser mijoter environ 10 minutes ou jusqu'à ce qu'ils soient tendres. Retirez et jetez les feuilles de laurier avant de servir le ragoût. Saupoudrer chaque portion de persil haché.

COTELETTES D'AGNEAU FRANÇAISES AVEC CHUTNEY DE DATTES ET GRENADE

LES PREPARATIFS : 10 minutes de cuisson : 18 minutes de refroidissement : 10 minutes pour : 4 portions

LE TERME « FRANÇAIS » FAIT REFERENCE A UNE COTE DONT LA GRAISSE, LA VIANDE ET LE TISSU CONJONCTIF ETAIENT RETIRES A L'AIDE D'UN COUTEAU BIEN AIGUISE. DONNE UNE PRESENTATION ATTRAYANTE. DEMANDEZ A VOTRE BOUCHER DE LE FAIRE OU VOUS POUVEZ LE FAIRE VOUS-MEME.

CHUTNEY
- ½ tasse de jus de grenade non sucré
- 1 cuillère à soupe de jus de citron frais
- 1 échalote pelée et tranchée finement en rondelles
- 1 cuillère à café de zeste d'orange finement haché
- ⅓ tasse de dattes Medjool hachées
- ¼ cuillère à café de poivron rouge broyé
- ¼ tasse de graines de grenade*
- 1 cuillère à soupe d'huile d'olive
- 1 cuillère à soupe de persil italien frais haché (feuille plate).

COTES D'AGNEAU
- 2 cuillères à soupe d'huile d'olive
- 8 côtelettes d'agneau à la française

1. Pour le chutney, mélangez le jus de grenade, le jus de citron et l'échalote dans une petite casserole. Cuit; Baissez le feu. Laisser mijoter 2 minutes. Ajoutez le zeste d'orange, les dattes et le piment haché. Laisser reposer jusqu'à refroidissement, environ 10 minutes. Incorporer la

grenade, 1 cuillère à soupe d'huile d'olive et le persil. Réserver à température ambiante jusqu'au moment de servir.

2. Pour les côtes levées, faites chauffer 2 cuillères à soupe d'huile d'olive dans une grande poêle à feu moyen. En travaillant par lots, ajouter les côtes levées dans la poêle et cuire 6 à 8 minutes pour une cuisson mi-saignante (145°F), en les retournant une fois. Garnir les côtes de chutney.

*Remarque : Les grenades fraîches et leurs arilles, ou graines, sont disponibles d'octobre à février. Si vous ne les trouvez pas, utilisez des graines séchées non sucrées pour ajouter du croquant au chutney.

COTELETTES D'AGNEAU CHIMICHURRI AVEC SALADE DE RADICCHIO SAUTE

LES PREPARATIFS : 30 minutes marinage : 20 minutes cuisson : 20 minutes pour : 4 portions

EN ARGENTINE, LE CHIMICHURRI EST LE CONDIMENT LE PLUS POPULAIREQUI ACCOMPAGNE LE CELEBRE STEAK GRILLE FAÇON GAUCHO DU PAYS. IL EXISTE DE NOMBREUSES VARIANTES, MAIS LA SAUCE EPAISSE AUX HERBES EST GENERALEMENT COMPOSEE DE PERSIL, DE CORIANDRE OU D'ORIGAN, D'ECHALOTES ET/OU D'AIL, DE POIVRON ROUGE BROYE, D'HUILE D'OLIVE ET DE VINAIGRE DE VIN ROUGE. IL EST FANTASTIQUE SUR UN STEAK GRILLE, MAIS TOUT AUSSI BRILLANT SUR DES COTELETTES D'AGNEAU ROTIES OU POELEES, DU POULET ET DU PORC.

- 8 côtelettes d'agneau, coupées à 1 pouce d'épaisseur
- ½ tasse de sauce Chimichurri (voir ordonnance)
- 2 cuillères à soupe d'huile d'olive
- 1 oignon doux, coupé en deux et tranché
- 1 cuillère à café de cumin haché*
- 1 gousse d'ail, hachée
- 1 tête de radicchio, épépinée et coupée en fines lanières
- 1 cuillère à soupe de vinaigre balsamique

1. Placez les côtelettes d'agneau dans un très grand bol. Arroser de 2 cuillères à soupe de sauce Chimichurri. Avec vos doigts, frottez la sauce sur toute la surface de chaque escalope. Laissez les côtes mariner à température ambiante pendant 20 minutes.

2. Pendant ce temps, pour la salade de radicchio sautée, faites chauffer 1 cuillère à soupe d'huile d'olive dans une très grande poêle. Ajouter l'oignon, le cumin et l'ail; cuire 6 à 7 minutes ou jusqu'à ce que l'oignon ramollisse, en remuant souvent. Ajouter le radicchio; cuire 1 à 2 minutes ou jusqu'à ce que le radicchio se fane légèrement. Transférer la salade de chou dans un grand bol. Ajoutez le vinaigre balsamique et mélangez bien. Couvrir et réserver au chaud.

3. Nettoyez la poêle. Ajoutez 1 cuillère à soupe d'huile d'olive restante dans la poêle et faites chauffer à feu moyen. Ajouter les côtelettes d'agneau; réduire le feu à moyen. Cuire de 9 à 11 minutes ou jusqu'à la cuisson désirée, en retournant les côtelettes de temps en temps avec des pinces.

4. Servir les escalopes avec la salade et le reste de la sauce Chimichurri.

*Remarque : Pour écraser le cumin, utilisez un mortier et un pilon ou placez les graines sur une planche à découper et écrasez-les avec un couteau de chef.

COTELETTES D'AGNEAU FROTTEES D'ANCHOIS ET DE SAUGE AVEC REMOULADE DE CAROTTES ET PATATES DOUCES

LES PREPARATIFS : 12 minutes Refroidir : 1 à 2 heures Griller : 6 minutes Donne : 4 portions

IL EXISTE TROIS TYPES DE COTELETTES D'AGNEAU. LES COTELETTES DE LONGE EPAISSES ET CHARNUES RESSEMBLENT A DE PETITS STEAKS EN T. LES COTELETTES – COMME ON LES APPELLE ICI – SONT CREEES EN COUPANT ENTRE LES CUISSES D'UN CARRE D'AGNEAU. ILS SONT TRES MIGNONS ET ONT UNE LONGUE ET JOLIE PATTE SUR LE COTE. ILS SONT SOUVENT SERVIS FRITS OU GRILLES. LES COTES D'EPAULE BON MARCHE SONT LEGEREMENT PLUS GRASSES ET MOINS TENDRES QUE LES DEUX AUTRES TYPES. IL EST PREFERABLE DE LES FAIRE DORER PUIS DE LES BRAISER DANS DU VIN, DU BOUILLON ET DES TOMATES, OU UNE COMBINAISON DE CEUX-CI.

- 3 carottes moyennes, hachées grossièrement
- 2 petites patates douces, coupées en julienne* ou hachées grossièrement
- ½ tasse de Paleo Mayo (voir ordonnance)
- 2 cuillères à soupe de jus de citron frais
- 2 cuillères à café de moutarde de Dijon (voir ordonnance)
- 2 cuillères à soupe de persil frais haché
- ½ cuillère à café de poivre noir
- 8 côtelettes d'agneau, coupées de ½ à ¾ de pouce d'épaisseur
- 2 cuillères à soupe de sauge fraîche hachée ou 2 cuillères à café de sauge séchée hachée
- 2 cuillères à café de piment ancho moulu
- ½ cuillère à café de poudre d'ail

1. Pour la rémoulade, mélanger les carottes et les patates douces dans un bol moyen. Dans un petit bol, mélanger la Paleo Mayo, le jus de citron, la moutarde de Dijon, le persil et le poivre noir. Verser sur les carottes et les patates douces ; mélanger pour enrober. Couvrir et réfrigérer 1 à 2 heures.

2. Pendant ce temps, mélangez la sauce, l'anchois et la poudre d'ail dans un petit bol. Frotter le mélange d'épices sur les côtelettes d'agneau.

3. Pour un gril au charbon de bois ou au gaz, placez les côtelettes d'agneau sur une grille directement à feu moyen. Couvrir et griller pendant 6 à 8 minutes pour une cuisson mi-saignante (145°F) ou 10 à 12 minutes pour une cuisson moyenne (150°F), en retournant une fois à mi-cuisson.

4. Servir les côtelettes d'agneau avec la rémoulade.

*Remarque : Utilisez une mandoline avec un embout julienne pour couper les patates douces.

COTELETTES D'AGNEAU AUX ECHALOTES, MENTHE ET ORIGAN

LES PREPARATIFS : 20 minutes Marinade : 1 à 24 heures Rôtissage : 40 minutes Grill : 12 minutes Donne : 4 portions

COMME POUR LA PLUPART DES PLATS DE VIANDE MARINEE, PLUS VOUS LAISSEZ LA MASSE D'HERBES SUR LES COTELETTES D'AGNEAU AVANT LA CUISSON, PLUS ELLES SERONT SAVOUREUSES. IL EXISTE UNE EXCEPTION A CETTE REGLE : L'UTILISATION D'UNE MARINADE CONTENANT DES INGREDIENTS TRES ACIDES TELS QUE DU JUS D'AGRUMES, DU VINAIGRE ET DU VIN. SI VOUS LAISSEZ LA VIANDE REPOSER TROP LONGTEMPS DANS UNE MARINADE ACIDE, ELLE COMMENCERA A SE DECOMPOSER ET A DEVENIR DETREMPEE.

AGNEAU
- 2 cuillères à soupe d'échalotes finement hachées
- 2 cuillères à soupe de menthe fraîche finement hachée
- 2 cuillères à soupe d'origan frais finement haché
- 5 cuillères à café d'épices méditerranéennes (voir ordonnance)
- 4 cuillères à café d'huile d'olive
- 2 gousses d'ail, hachées
- 8 côtelettes d'agneau, coupées d'environ 1 pouce d'épaisseur

SALADE
- ¾ livre de betteraves, parées
- 1 cuillère à soupe d'huile d'olive
- ¼ tasse de jus de citron frais
- ¼ tasse d'huile d'olive
- 1 cuillère à soupe d'échalote finement hachée
- 1 cuillère à café de moutarde de Dijon (voir ordonnance)
- 6 tasses de mesclun

4 cuillères à café de ciboulette hachée

1. Pour l'agneau, mélangez 2 cuillères à soupe d'échalotes, la menthe, l'origan, 4 cuillères à café d'assaisonnement méditerranéen et 4 cuillères à café d'huile d'olive dans un petit bol. Saupoudrer de sauce sur tous les côtés des côtelettes d'agneau; frotter avec les doigts. Placer les côtelettes sur une assiette; couvrir d'une pellicule plastique et réfrigérer pendant au moins 1 heure ou jusqu'à 24 heures pour mariner.

2. Pour la salade, préchauffez le four à 200°C. Frottez bien les betteraves; couper en segments. Placer dans un plat allant au four de 2 litres. Arroser d'1 cuillère à soupe d'huile d'olive. Couvrir le moule de papier d'aluminium. Rôtir pendant environ 40 minutes ou jusqu'à ce que les betteraves soient tendres. Refroidissez complètement. (Les betteraves peuvent être rôties jusqu'à 2 jours à l'avance.)

3. Mélangez le jus de citron, ¼ tasse d'huile d'olive, 1 cuillère à soupe d'échalote, la moutarde de Dijon et 1 cuillère à café d'assaisonnement méditerranéen restant dans un bocal à vis. Couvrir et bien agiter. Mélanger les betteraves et les légumes dans un bol à salade ; mélanger avec un peu de vinaigrette.

4. Pour un gril au charbon de bois ou au gaz, placez les côtes levées sur une grille graissée directement à feu moyen. Couvrir et griller selon la forme désirée, en retournant une fois à mi-cuisson. Attendez 12 à 14 minutes pour une cuisson mi-saignante (145°F) ou 15 à 17 minutes pour une cuisson mi-saignante (160°F).

5. Pour servir, déposer 2 côtelettes d'agneau et un peu de salade sur chacune des quatre assiettes de service. Saupoudrer de ciboulette. Passer le reste de vinaigrette.

BURGERS D'AGNEAU DU JARDIN FARCIS AU COULIS DE POIVRON ROUGE

LES PREPARATIFS:20 minutes repos : 15 minutes grill : 27 minutes pour : 4 portions

UN COULIS N'EST RIEN D'AUTRE QU'UNE SAUCE SIMPLE ET ONCTUEUSEA BASE DE PUREE DE FRUITS OU DE LEGUMES. LA SAUCE CHILI BRILLANTE ET BELLE DE CES BURGERS D'AGNEAU REÇOIT UNE DOUBLE DOSE DE FUMEE : DU GRILL ET D'UN SHOT DE PAPRIKA FUME.

COULIS DE POIVRON ROUGE

- 1 gros poivron rouge
- 1 cuillère à soupe de vin blanc sec ou de vinaigre de vin blanc
- 1 cuillère à café d'huile d'olive
- ½ cuillère à café de paprika fumé

HAMBURGER

- ¼ tasse de tomates séchées au soleil non mûres hachées
- ¼ tasse de courgettes hachées
- 1 cuillère à soupe de basilic frais haché
- 2 cuillères à café d'huile d'olive
- ½ cuillère à café de poivre noir
- 1½ livre d'agneau haché
- 1 blanc d'oeuf légèrement battu
- 1 cuillère à soupe d'assaisonnement méditerranéen (voir ordonnance)

1. Pour le coulis de poivrons rouges, placez les poivrons rouges directement sur le gril à feu moyen. Couvrir et griller pendant 15 à 20 minutes ou jusqu'à ce qu'ils soient carbonisés et très tendres, en retournant les poivrons toutes les 5 minutes pour carboniser chaque côté. Retirer

du gril et placer immédiatement dans un sac en papier ou du papier d'aluminium pour enfermer complètement les poivrons. Laisser reposer 15 minutes ou jusqu'à ce qu'il soit suffisamment froid pour être manipulé. À l'aide d'un couteau bien aiguisé, décollez délicatement la peau et jetez-la. Coupez les poivrons en quatre dans le sens de la longueur et retirez les tiges, les graines et la peau. Mélangez les poivrons rôtis, le vin, l'huile d'olive et le paprika fumé dans un robot culinaire. Couvrir et traiter ou mélanger jusqu'à consistance lisse.

2. Pendant ce temps, pour la garniture, placez les tomates séchées dans un petit bol et couvrez d'eau bouillante. Laisser agir 5 minutes ; vidange. Séchez les tomates et les courgettes hachées avec du papier absorbant. Dans un petit bol, mélanger les tomates, les courgettes, le basilic, l'huile d'olive et ¼ cuillère à café de poivre noir ; mettre de côté.

3. Dans un grand bol, mélanger l'agneau haché, les blancs d'œufs, le quart de cuillère à café de poivre noir restant et l'assaisonnement méditerranéen ; bien mélanger. Divisez le mélange de viande en huit portions égales et façonnez chacune en une galette de ¼ de pouce d'épaisseur. Verser la farce sur quatre des steaks; garnir du reste des boulettes de viande et pincer les bords pour sceller la garniture.

4. Placer les steaks sur le gril directement à feu moyen. Couvrir et griller pendant 12 à 14 minutes ou jusqu'à ce qu'ils soient bien cuits (160 °F), en les retournant une fois à mi-cuisson.

5. Pour servir, garnir les burgers de coulis de poivron rouge.

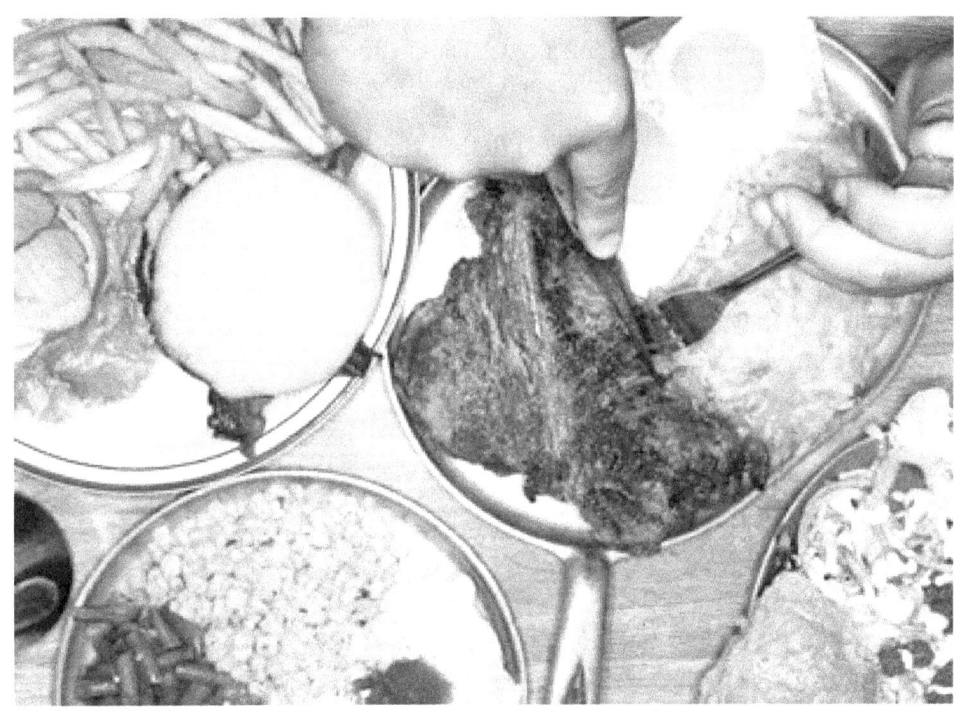

BROCHETTES D'AGNEAU DOUBLE A L'ORIGAN ET SAUCE TZATZIKI

MOUILLE : 30 minutes préparation : 20 minutes refroidissement : 30 minutes grill : 8 minutes préparation : 4 portions

CES BROCHETTES D'AGNEAU SONT ESSENTIELLEMENT CE QU'ON APPELLE KOFTA EN MEDITERRANEE ET AU MOYEN-ORIENT : DE LA VIANDE HACHEE ASSAISONNEE (GENERALEMENT DE L'AGNEAU OU DU BŒUF) EST FAÇONNEE EN GALETTES OU AUTOUR D'UNE BROCHETTE PUIS GRILLEE. L'ORIGAN FRAIS ET SECHE LEUR DONNE UNE EXCELLENTE SAVEUR GRECQUE.

8 morceaux de brochettes en bois de 10 pouces

BROCHETTES D'AGNEAU

1½ livre d'agneau haché maigre

1 petit oignon haché et pressé à sec

1 cuillère à soupe d'origan frais haché

2 cuillères à café d'origan séché, haché

1 cuillère à café de poivre noir

SAUCE TZATZIKI GRECQUE

1 tasse de Paléo Mayo (voir ordonnance)

½ gros concombre, épépiné, haché et pressé à sec

2 cuillères à soupe de jus de citron frais

1 gousse d'ail, hachée

1. Faire tremper les brochettes dans suffisamment d'eau pour les couvrir pendant 30 minutes.

2. Pour les brochettes d'agneau, mélanger l'agneau haché, l'oignon, l'origan frais et séché et le poivre dans un grand bol ; bien mélanger. Divisez le mélange d'agneau en huit portions égales. Façonnez chaque partie autour du milieu

d'une brochette, créant ainsi une bûche de 5 × 1 pouce. Couvrir et réfrigérer au moins 30 minutes.

3. Pendant ce temps, pour la sauce Tzatziki, mélanger la Paleo Mayo, le concombre, le jus de citron et l'ail dans un petit bol. Couvrir et mettre au réfrigérateur jusqu'au moment de servir.

4. Pour un gril au charbon de bois ou au gaz, placez les brochettes d'agneau directement sur le gril à feu moyen. Couvrir et griller environ 8 minutes à feu moyen (160°F), en retournant une fois à mi-cuisson.

5. Servir les brochettes d'agneau avec la sauce tzatziki.

POULET FRIT AU SAFRAN ET CITRON

LES PREPARATIFS:15 minutes refroidissement : 8 heures torréfaction : 1 heure et 15 minutes repos : 10 minutes préparation : 4 portions

LE SAFRAN EST LES ETAMINES SECHEESD'UN TYPE DE FLEUR DE CROCUS. C'EST CHER, MAIS UNE PETITE QUANTITE SUFFIT. IL AJOUTE SA SAVEUR TERREUSE DISTINCTE ET SA MERVEILLEUSE TEINTE JAUNE A CE POULET FRAIS.

1 poulet entier de 4 à 5 livres
3 cuillères à soupe d'huile d'olive
6 gousses d'ail écrasées et pelées
1½ cuillère à soupe de zeste de citron finement haché
1 cuillère à soupe de thym frais
1½ cuillères à café de poivre noir moulu
½ cuillère à café de fils de safran
2 feuilles de laurier
1 citron, en quartiers

1. Retirez le cou et les abats du poulet ; jeter ou conserver pour un autre usage. Rincer la cavité du poulet; sécher avec du papier absorbant. Coupez tout excès de peau ou de graisse du poulet.

2. Mélangez l'huile d'olive, l'ail, le zeste de citron, le thym, le poivre et le safran dans un robot culinaire. Processus de formation d'une pâte lisse.

3. Avec vos doigts, frottez la pâte sur l'extérieur du poulet et l'intérieur de la cavité. Transférer le poulet dans un grand bol; couvrir et réfrigérer pendant au moins 8 heures ou toute la nuit.

4. Préchauffer le four à 425°F. Ajoutez le zeste de citron et les feuilles de laurier dans la cavité du poulet. Attachez les jambes ensemble avec de la ficelle de cuisine 100 % coton. Farcir les ailes sous le poulet. Insérez un thermomètre à viande allant au four à l'intérieur du muscle de la cuisse sans toucher l'os. Placez le poulet sur une grille dans une grande rôtissoire.

5. Rôtir pendant 15 minutes. Réduisez la température du four à 375 ° F. Rôtissez environ 1 heure de plus ou jusqu'à ce que le jus soit clair et que le thermomètre indique 175 ° F. Tentez le poulet dans du papier d'aluminium. Laisser reposer 10 minutes avant de découper.

POULET SPATCHCOCK AVEC SALADE DE JICAMA

LES PREPARATIFS:40 minutes grill : 1 heure et 5 minutes repos : 10 minutes pour : 4 portions

« SPATCHCOCK » EST UN VIEUX TERME CULINAIREQUI EST RECEMMENT REVENU EN USAGE POUR DECRIRE LE PROCESSUS CONSISTANT A CASSER UN PETIT OISEAU – COMME UN POULET OU UNE POULE DE CORNOUAILLES – LE LONG DE SON DOS, PUIS A L'OUVRIR ET A L'APLATIR COMME UN LIVRE POUR L'AIDER A CUIRE RAPIDEMENT ET PLUS UNIFORMEMENT. IL RESSEMBLE AU PAPILLON MAIS NE CONCERNE QUE LA VOLAILLE.

POULET
- 1 piment poblano
- 1 cuillère à soupe d'échalote finement hachée
- 3 gousses d'ail, émincées
- 1 cuillère à café de zeste de citron finement haché
- 1 cuillère à café de zeste de citron vert finement haché
- 1 cuillère à café d'épices fumées (voir ordonnance)
- ½ cuillère à café d'origan séché, haché
- ½ cuillère à café de cumin moulu
- 1 cuillère à soupe d'huile d'olive
- 1 poulet entier, 3 à 3½ livres

SALADE DE CHOU
- ½ jicama moyen, pelé et coupé en julienne (environ 3 tasses)
- ½ tasse d'échalotes émincées (4)
- 1 pomme Granny Smith, pelée, épépinée et coupée en julienne
- ⅓ tasse de coriandre fraîche hachée
- 3 cuillères à soupe de jus d'orange frais
- 3 cuillères à soupe d'huile d'olive

1 cuillère à café d'assaisonnement citron-herbes (voir<u>ordonnance</u>)

1. Pour un gril au charbon de bois, disposez les charbons à feu moyen sur un côté du gril. Placez une lèchefrite sous le côté vide du gril. Placer le poblano sur la grille du gril directement sur des charbons moyens. Couvrir et griller pendant 15 minutes ou jusqu'à ce que le poblano soit carbonisé de tous les côtés, en le retournant de temps en temps. Enveloppez immédiatement le poblano dans du papier d'aluminium; laisser reposer 10 minutes. Ouvrez le papier d'aluminium et coupez le poblano en deux dans le sens de la longueur. retirer les tiges et les graines (voir<u>conseil</u>). À l'aide d'un couteau bien aiguisé, décollez délicatement la peau et jetez-la. Hachez finement le poblano. (Pour un gril à gaz, préchauffer le gril ; réduire le feu à moyen. Ajuster pour une cuisson indirecte. Griller comme ci-dessus sur un brûleur allumé.)

2. Mélangez le poblano, les échalotes, l'ail, le zeste de citron, le zeste de citron vert, les épices fumées, l'origan et le cumin dans un petit bol. Incorporer l'huile; bien mélanger pour obtenir une pâte.

3. Pour embrocher le poulet, retirer le cou et les abats du poulet (réserver pour une autre utilisation). Placer la poitrine de poulet vers le bas sur une planche à découper. À l'aide de ciseaux de cuisine, coupez un côté de la colonne vertébrale dans le sens de la longueur, en commençant par le cou. Répétez la coupe dans le sens de la longueur du côté opposé de la colonne vertébrale. Retirez et jetez la colonne vertébrale. Retournez le poulet côté peau vers le haut. Appuyez entre les poitrines pour briser le sternum afin que le poulet repose à plat.

4. En commençant par le cou d'un côté de la poitrine, glissez vos doigts entre la peau et la chair, en relâchant la peau au fur et à mesure que vous avancez vers la cuisse. Relâchez la peau autour de la cuisse. Répétez de l'autre côté. Utilisez vos doigts pour étaler le mélange sur la viande sous la peau du poulet.

5. Placez la poitrine de poulet vers le bas sur la grille au-dessus de la lèchefrite. Pesez avec deux briques enveloppées dans du papier d'aluminium ou une grande poêle en fonte. Couvrir et griller 30 minutes. Retournez le poulet, côté os vers le bas, sur une grille, re-lestez-le avec des briques ou une poêle. Griller, couvert, environ 30 minutes de plus ou jusqu'à ce que le poulet ne soit plus rose (175°F dans le muscle de la cuisse). Retirer le poulet du gril; laisser reposer 10 minutes. (Pour un gril à gaz, placez le poulet sur une grille à l'abri de la chaleur. Grillez comme ci-dessus.)

6. Pendant ce temps, pour la salade de chou, mélangez le jicama, les oignons verts, la pomme et la coriandre dans un grand bol. Fouetter ensemble le jus d'orange, l'huile et l'assaisonnement au citron dans un petit bol. Versez sur le mélange de jicama et mélangez. Servir le poulet avec la salade de chou.

DOS DE POULET ROTI AVEC VODKA, CAROTTES ET SAUCE TOMATE

LES PREPARATIFS:15 minutes de cuisson : 15 minutes de friture : 30 minutes pour : 4 portions

LA VODKA PEUT ETRE PREPAREE A PARTIR DE PLUSIEURSDIVERS ALIMENTS, NOTAMMENT LES POMMES DE TERRE, LE MAÏS, LE SEIGLE, LE BLE ET L'ORGE, ET MEME LES RAISINS. BIEN QU'IL N'Y AIT PAS BEAUCOUP DE VODKA DANS CETTE TREMPETTE LORSQUE VOUS LA DIVISEZ EN QUATRE PORTIONS, RECHERCHEZ LA VODKA A BASE DE POMMES DE TERRE OU DE RAISINS CONFORME AUX NORMES PALEO.

- 3 cuillères à soupe d'huile d'olive
- 4 cuisses de poulet avec os ou morceaux de poulet charnus, pelés
- 1 boîte de 28 onces de tomates cerises non salées, égouttées
- ½ tasse d'oignon finement haché
- ½ tasse de carottes finement hachées
- 3 gousses d'ail, émincées
- 1 cuillère à café d'assaisonnement méditerranéen (voir ordonnance)
- ⅛ cuillère à café de poivre de Cayenne
- 1 brin de romarin frais
- 2 cuillères à soupe de vodka
- 1 cuillère à soupe de basilic frais haché (facultatif)

1. Préchauffer le four à 375°F. Faites chauffer 2 cuillères à soupe d'huile à feu moyen-vif dans une très grande poêle. Ajouter le poulet; cuire environ 12 minutes ou jusqu'à ce qu'ils soient dorés, puis dorer uniformément. Placez le moule dans le four préchauffé. Rôtir à découvert pendant 20 minutes.

2. Pendant ce temps, pour la sauce, utilisez des ciseaux de cuisine pour couper les tomates. Faites chauffer 1 cuillère à soupe d'huile restante dans une casserole moyenne à feu moyen. Ajouter l'oignon, la carotte et l'ail; cuire 3 minutes ou jusqu'à tendreté, en remuant souvent. Incorporer les tomates hachées, l'assaisonnement méditerranéen, le poivre de Cayenne et la branche de romarin. Porter à ébullition à feu moyen-vif; Baissez le feu. Laisser mijoter 10 minutes en remuant de temps en temps. Incorporer la vodka; cuire 1 minute de plus; retirer et jeter la branche de romarin.

3. Versez la sauce sur le poulet dans la poêle. Remettez la poêle au four. Rôtir à couvert environ 10 minutes de plus ou jusqu'à ce que le poulet soit tendre et ne soit plus rose (175 °F). Si vous le souhaitez, saupoudrez de basilic.

POULET ROTI ET FRITES DE RUTABAGA

LES PREPARATIFS : 40 minutes de cuisson : 40 minutes pour : 4 portions

LES CHIPS CROUSTILLANTES DE RUTABAGA SONT DELICIEUSESSERVIS AVEC LE POULET FRIT ET LES JUS QUI L'ACCOMPAGNENT – MAIS ILS SONT TOUT AUSSI BONS PREPARES SEULS ET SERVIS AVEC DU KETCHUP PALEO (VOIR<u>ORDONNANCE</u>) OU SERVI A LA BELGE AVEC DE L'AÏOLI PALEO (MAYONNAISE A L'AIL, VOIR<u>ORDONNANCE</u>).

- 6 cuillères à soupe d'huile d'olive
- 1 cuillère à soupe d'assaisonnement méditerranéen (voir<u>ordonnance</u>)
- 4 cuisses de poulet avec os et sans peau (environ 1 ¼ livre au total)
- 4 cuisses de poulet, sans peau (environ 1 livre au total)
- 1 dl de vin blanc sec
- 1 tasse de bouillon d'os de poulet (voir<u>ordonnance</u>) ou bouillon de poulet sans sel ajouté
- 1 petit oignon, coupé en quartiers
- Huile d'olive
- 1½ à 2 livres de navets
- 2 cuillères à soupe de ciboulette fraîche hachée
- poivre noir

1. Préchauffer le four à 400°F. Dans un petit bol, mélanger 1 cuillère à soupe d'huile d'olive et l'assaisonnement méditerranéen ; frotter sur les morceaux de poulet. Faites chauffer 2 cuillères à soupe d'huile dans une très grande poêle. Ajouter les morceaux de poulet, côté viande vers le bas. Cuire à découvert pendant environ 5 minutes ou jusqu'à ce qu'ils soient dorés. Retirez la casserole du feu. Retournez les morceaux de poulet avec les côtés dorés

vers le haut. Ajouter le vin, le bouillon d'os de poulet et l'oignon.

2. Placez la plaque à pâtisserie au four au centre de la grille. Cuire à découvert pendant 10 minutes.

3. Pendant ce temps, pour les frites, badigeonnez légèrement un grand papier sulfurisé d'huile d'olive ; mettre de côté. Épluchez les navets. À l'aide d'un couteau bien aiguisé, coupez le rutabaga en tranches de ½ pouce. Couper les tranches dans le sens de la longueur en lanières de ½ pouce. Dans un grand bol, mélanger les lanières de rutabaga avec les 3 cuillères à soupe d'huile restantes. Étaler les lanières de rutabaga en une seule couche sur une plaque à pâtisserie préparée; mettre au four sur la grille supérieure. Cuire 15 minutes; retournez les frites. Cuire le poulet 10 minutes supplémentaires ou jusqu'à ce qu'il ne soit plus rose (175 °F). Retirez le poulet du four. Cuire les frites pendant 5 à 10 minutes ou jusqu'à ce qu'elles soient dorées et tendres.

4. Retirez le poulet et l'oignon de la poêle en réservant le jus. Couvrir le poulet et l'oignon pour garder au chaud. Porter le jus à ébullition à feu moyen-vif; Baissez le feu. Laisser mijoter à découvert pendant environ 5 minutes supplémentaires ou jusqu'à ce que le jus ait légèrement réduit.

5. Pour servir, mélangez les chips avec la ciboulette et assaisonnez de poivre. Servir le poulet avec la sauce de cuisson et les frites.

COQ AU VIN AUX TROIS CHAMPIGNONS ET PUREE DE RUTABAGA A LA CIBOULETTE

LES PREPARATIFS:15 minutes Préparation : 1 heure 15 minutes Pour : 4 à 6 portions

S'IL Y A DU SABLE DANS LE BOLAPRES AVOIR TREMPE LES CHAMPIGNONS SECHES, ET IL Y A DE FORTES CHANCES QU'IL Y EN AIT, FILTREZ LE LIQUIDE A TRAVERS UNE ETAMINE DOUBLE EPAISSEUR DANS UNE PASSOIRE A MAILLES FINES.

- 1 once de cèpes ou de morilles séchées
- 1 dl d'eau bouillante
- 2 à 2½ livres de cuisses et de cuisses de poulet, sans peau
- poivre noir
- 2 cuillères à soupe d'huile d'olive
- 2 poireaux moyens, coupés en deux dans le sens de la longueur, rincés et tranchés finement
- 2 champignons portobello, tranchés
- 8 onces de pleurotes frais, équeutés et tranchés, ou de champignons de Paris frais tranchés
- ¼ tasse de purée de tomates sans sel ajouté
- 1 cuillère à café de marjolaine séchée, hachée
- ½ cuillère à café de thym séché, haché
- ½ dl de vin rouge sec
- 6 tasses de bouillon d'os de poulet (voir ordonnance) ou bouillon de poulet sans sel ajouté
- 2 feuilles de laurier
- 2 à 2½ livres de rutabagas, pelés et hachés
- 2 cuillères à soupe de ciboulette fraîche hachée
- ½ cuillère à café de poivre noir
- Thym frais haché (facultatif)

1. Mélangez les cèpes et l'eau bouillante dans un petit bol ; laisser reposer 15 minutes. Retirez l'éponge en réservant le liquide de trempage. Hachez le champignon. Mettez l'éponge et le liquide de trempage de côté.

2. Saupoudrez le poulet de poivre. Faites chauffer 1 cuillère à soupe d'huile d'olive à feu moyen-vif dans une très grande poêle avec un couvercle hermétique. Cuire les morceaux de poulet, par lots, dans l'huile chaude pendant environ 15 minutes jusqu'à ce qu'ils prennent un peu de couleur, en les retournant une fois. Retirer le poulet de la poêle. Incorporer les poireaux, les champignons portobello et les pleurotes. Cuire 4 à 5 minutes ou jusqu'à ce que les champignons commencent à dorer, en remuant de temps en temps. Mélanger le concentré de tomates, la marjolaine et le thym ; cuire et remuer pendant 1 minute. Incorporer le vin; cuire et remuer pendant 1 minute. Incorporer 3 tasses de bouillon d'os de poulet, les feuilles de laurier, ½ tasse du liquide de trempage des champignons réservé et les champignons hachés réhydratés. Remettre le poulet dans la poêle. Cuit; Baissez le feu. Mijoter,

3. Pendant ce temps, mélangez les navets et les 3 dl de bouillon restant dans une grande casserole. Si nécessaire, ajoutez de l'eau pour recouvrir juste les navets. Cuit; Baissez le feu. Laisser mijoter à découvert pendant 25 à 30 minutes ou jusqu'à ce que les navets soient tendres, en remuant de temps en temps. Égouttez les navets en réservant le liquide. Remettez les navets dans la marmite. Ajoutez 1 cuillère à soupe d'huile d'olive restante, la ciboulette et ½ cuillère à café de poivre. À l'aide d'un presse-purée, écrasez le mélange de rutabaga en ajoutant

du liquide de cuisson si nécessaire pour obtenir la consistance désirée.

4. Retirez la feuille de laurier du mélange de poulet; de se défaire. Servir le poulet et la sauce sur une purée de rutabaga. Si désiré, saupoudrez de thym frais.

BAGUETTES GLACEES AU BRANDY ET AUX PECHES

LES PREPARATIFS:30 minutes grill : 40 minutes pour : 4 portions

CES CUISSES DE POULET SONT PARFAITESAVEC UNE SALADE DE CHOU CROQUANTE ET LES FRITES DE PATATES DOUCES EPICEES AU FOUR DE LA RECETTE TUNISIENNE D'EPAULE DE PORC FROTTEE AUX EPICES (VOIR<u>ORDONNANCE</u>). ILS SONT ICI PRESENTES AVEC DU CHOU CROQUANT AUX RADIS, MANGUE ET MENTHE (VOIR<u>ORDONNANCE</u>).

GLAÇAGE AU BRANDY DE PECHE

- 1 cuillère à soupe d'huile d'olive
- ½ tasse d'oignon haché
- 2 pêches fraîches moyennes, coupées en deux, dénoyautées et hachées
- 2 cuillères à soupe de cognac
- 1 tasse de sauce barbecue (voir<u>ordonnance</u>)
- 8 cuisses de poulet (2 à 2 1/2 livres au total), pelées si désiré

1. Pour le glaçage, faites chauffer l'huile d'olive à feu moyen dans une casserole moyenne. Ajouter l'oignon; cuire environ 5 minutes ou jusqu'à tendreté, en remuant de temps en temps. Ajoutez les pêches. Couvrir et cuire de 4 à 6 minutes ou jusqu'à ce que les pêches soient tendres, en remuant de temps en temps. Ajouter le cognac; cuire à découvert pendant 2 minutes, en remuant de temps en temps. Quelque chose de frais. Transférez le mélange de pêches dans un mélangeur ou un robot culinaire. Couvrir et mélanger ou mélanger jusqu'à consistance lisse. Ajoutez la sauce barbecue. Couvrir et mélanger ou mélanger jusqu'à consistance lisse. Remettez la sauce

dans la poêle. Cuire à feu moyen jusqu'à ce que le tout soit bien chaud. Transférer ¾ tasse de sauce dans un petit bol pour badigeonner le poulet. Gardez le reste de la sauce au chaud pour accompagner le poulet grillé.

2. Pour un gril au charbon de bois, disposez les charbons à feu moyen autour d'une lèchefrite. Testez à feu moyen sur une lèchefrite. Placez les cuisses de poulet sur la grille au-dessus de la lèchefrite. Couvrir et griller pendant 40 à 50 minutes ou jusqu'à ce que le poulet ne soit plus rose (175 °F), en le retournant une fois à mi-cuisson et en le badigeonnant de ¾ tasse de glaçage au brandy de pêche pendant les 5 à 10 dernières minutes de cuisson grillée. (Pour un gril à gaz, préchauffer le gril. Réduire le feu à moyen. Ajuster le feu pour une cuisson indirecte. Placer les cuisses de poulet sur le gril sans surchauffer. Couvrir et griller comme indiqué.)

POULET MARINE AU CHILI AVEC SALADE DE MANGUE ET MELON

LES PREPARATIFS:40 minutes refroidissement/marinage : 2 à 4 heures grill : 50 minutes pour : 6 à 8 portions

UN CHILI ANCHO EST UN POBLANO SECHE- UN PIMENT VERT VIF ET INTENSE AU GOUT INTENSEMENT FRAIS. LE PIMENT ANCHO A UNE LEGERE SAVEUR FRUITEE AVEC UN SOUPÇON DE PRUNE OU DE RAISIN SEC ET JUSTE UNE TOUCHE D'AMERTUME. LES PIMENTS DU NOUVEAU-MEXIQUE PEUVENT ETRE MODEREMENT PIQUANTS. CE SONT LES PIMENTS ROUGE FONCE QUE VOUS VOYEZ CUEILLIS ET ACCROCHES DANS DES RISTRAS – DES ARRANGEMENTS COLORES DE PIMENTS SECHES – DANS CERTAINES PARTIES DU SUD-OUEST.

POULET
- 2 piments séchés du Nouveau-Mexique
- 2 piments ancho séchés
- 1 dl d'eau bouillante
- 3 cuillères à soupe d'huile d'olive
- 1 gros oignon doux, pelé et coupé en tranches épaisses
- 4 tomates Roma, évidées
- 1 cuillère à soupe d'ail finement haché (6 gousses)
- 2 cuillères à café de cumin moulu
- 1 cuillère à café d'origan séché, haché
- 16 cuisses de poulet

SALADE
- 2 tasses de melon coupé en dés
- 2 tasses de miellat coupé en dés
- 2 tasses de mangue coupée en dés
- ¼ tasse de jus de citron vert frais

1 cuillère à café de poudre de chili

½ cuillère à café de cumin moulu

¼ tasse de coriandre fraîche hachée

1. Pour le poulet, retirez les tiges et les graines des piments séchés du Nouveau-Mexique et des piments ancho. Chauffer une grande poêle à feu moyen. Faire griller les piments dans la poêle pendant 1 à 2 minutes ou jusqu'à ce qu'ils soient parfumés et légèrement grillés. Placer les piments rôtis dans un petit bol; ajoutez de l'eau bouillante dans le bol. Laisser agir pendant au moins 10 minutes ou jusqu'au moment de l'utiliser.

2. Préchauffez le gril. Tapisser une plaque à pâtisserie de papier d'aluminium; badigeonner 1 cuillère à soupe d'huile d'olive sur une plaque. Ajouter les tranches d'oignon et les tomates dans la poêle. Faire griller à environ 4 pouces du feu pendant 6 à 8 minutes ou jusqu'à ce qu'il soit ramolli et carbonisé. Égouttez le piment, réservez l'eau.

3. Pour la marinade, mélangez les piments, les oignons, les tomates, l'ail, le cumin et l'origan dans un mélangeur ou un robot culinaire. Couvrir et mélanger ou mélanger jusqu'à consistance lisse, en ajoutant l'eau réservée au besoin pour mélanger jusqu'à obtenir la consistance désirée.

4. Placer le poulet dans un grand sac en plastique refermable dans un plat peu profond. Versez la marinade sur le poulet dans le sac, retournez le sac pour qu'il recouvre uniformément. Laisser mariner au réfrigérateur pendant 2 à 4 heures en retournant le sac de temps en temps.

5. Pour la salade, dans un très grand bol, mélanger le cantaloup, le miellat, la mangue, le jus de citron vert, les 2 cuillères à soupe d'huile d'olive restantes, la poudre de chili, le cumin et la coriandre. Remuer pour enrober. Couvrir et réfrigérer pendant 1 à 4 heures.

6. Pour un gril au charbon de bois, disposez les charbons à feu moyen autour d'une lèchefrite. Essayez un feu moyen sur la poêle. Égouttez le poulet en réservant la marinade. Placez le poulet sur la grille au-dessus de la lèchefrite. Badigeonner généreusement le poulet avec un peu de la marinade réservée (jeter tout surplus de marinade). Couvrir et griller pendant 50 minutes ou jusqu'à ce que le poulet ne soit plus rose (175 °F), en le retournant une fois à mi-cuisson. (Pour un gril à gaz, préchauffer le gril. Réduire le feu à moyen. Ajuster pour une cuisson indirecte. Procédez comme indiqué, en plaçant le poulet sur la cuisinière éteinte.) Servir les cuisses de poulet avec la salade.

CUISSES DE POULET FAÇON TANDOORI AVEC RAITA DE CONCOMBRE

LES PREPARATIFS:20 minutes Marinade : 2 à 24 heures Rôtissage : 25 minutes Quantité : 4 portions

RAITAN EST FAIT AVEC DES NOIX DE CAJOUCREME, JUS DE CITRON, MENTHE, CORIANDRE ET CONCOMBRE. IL OFFRE UN CONTREPOINT RAFRAICHISSANT AU POULET PIQUANT ET EPICE.

POULET

- 1 oignon, coupé en fines tranches
- 1 morceau de gingembre frais de 2 pouces, pelé et coupé en quartiers
- 4 gousses d'ail
- 3 cuillères à soupe d'huile d'olive
- 2 cuillères à soupe de jus de citron frais
- 1 cuillère à café de cumin moulu
- 1 cuillère à café de curcuma moulu
- ½ cuillère à café de piment de la Jamaïque moulu
- ½ cuillère à café de cannelle moulue
- ½ cuillère à café de poivre noir
- ¼ cuillère à café de poivre de Cayenne
- 8 cuisses de poulet

RAÏTA DE CONCOMBRE

- 1 tasse de crème de cajou (voir ordonnance)
- 1 cuillère à soupe de jus de citron frais
- 1 cuillère à soupe de menthe fraîche râpée
- 1 cuillère à soupe de coriandre fraîche hachée
- ½ cuillère à café de cumin moulu
- ⅛ cuillère à café de poivre noir

1 concombre moyen, pelé, épépiné et coupé en dés (1 tasse)
quartiers de citron

1. Mélangez l'oignon, le gingembre, l'ail, l'huile d'olive, le jus de citron, le cumin, le curcuma, le piment de la Jamaïque, la cannelle, le poivre noir et le poivre de Cayenne dans un mélangeur ou un robot culinaire. Couvrir et mélanger ou mélanger jusqu'à consistance lisse.

2. À l'aide de la pointe d'un couteau d'office, percez chaque pilon quatre ou cinq fois. Placez les baguettes dans un grand sac en plastique refermable dans un grand bol. Ajouter le mélange d'oignons; tournez-vous vers le manteau. Laisser mariner au réfrigérateur pendant 2 à 24 heures, en retournant le sac de temps en temps.

3. Préchauffez le gril. Retirer le poulet de la marinade. Essuyez l'excédent de marinade des baguettes à l'aide de papier absorbant. Placer les pilons sur la grille d'une lèchefrite non chauffée ou d'une plaque à pâtisserie tapissée de papier d'aluminium. Rôtir à 6 à 8 pouces de la source de chaleur pendant 15 minutes. Retournez les baguettes; rôtir environ 10 minutes ou jusqu'à ce que le poulet ne soit plus rose (175 °F).

4. Pour la raita, mélanger la crème de cajou, le jus de citron, la menthe, la coriandre, le cumin et le poivre noir dans un bol moyen. Incorporez délicatement le concombre.

5. Servir le poulet avec de la raita et des quartiers de citron.

RAGOUT DE POULET AU CURRY AVEC LEGUMES-RACINES, ASPERGES ET SAUCE MENTHE POMME VERTE

LES PREPARATIFS:30 minutes d'ébullition : 35 minutes de repos : 5 minutes Pour : 4 portions

- 2 cuillères à soupe d'huile de coco raffinée ou d'huile d'olive
- 2 livres de poitrines de poulet avec os, pelées si désiré
- 1 dl d'oignon haché
- 2 cuillères à soupe de gingembre frais râpé
- 2 cuillères à soupe d'ail finement haché
- 2 cuillères à soupe de poudre de curry non salée
- 2 cuillères à soupe de jalapeño finement haché avec les graines (voir conseil)
- 4 tasses de bouillon d'os de poulet (voir ordonnance) ou bouillon de poulet sans sel ajouté
- 2 patates douces moyennes (environ 1 livre), pelées et hachées
- 2 navets moyens (environ 6 onces), pelés et hachés
- 1 dl de tomates en dés
- 8 onces d'asperges, parées et coupées en longueurs de 1 pouce
- 1 boîte de 13,5 onces de lait de coco naturel (comme Nature's Way)
- ½ tasse de coriandre fraîche hachée
- Vinaigrette aux pommes et à la menthe (voir ordonnance, sous)
- Quartiers de lime

1. Faites chauffer l'huile à feu moyen-vif dans une cocotte de 6 litres. Faire dorer le poulet par lots dans l'huile chaude, en le faisant dorer uniformément, pendant environ 10 minutes. Transférer le poulet dans une assiette; mettre de côté.

2. Baissez le feu à moyen. Ajoutez l'oignon, le gingembre, l'ail, la poudre de curry et le jalapeño dans la casserole. Cuire et remuer pendant 5 minutes ou jusqu'à ce que l'oignon

soit tendre. Incorporer le bouillon d'os de poulet, la patate douce, le navet et la tomate. Remettez les morceaux de poulet dans la casserole et plongez le poulet dans autant de liquide que possible. Baisser le feu à moyen-doux. Couvrir et laisser mijoter 30 minutes ou jusqu'à ce que le poulet ne soit plus rose et que les légumes soient tendres. Incorporer les asperges, le lait de coco et la coriandre. Retirer du feu. Laisser agir 5 minutes. Découpez le poulet dans les os, si nécessaire, pour le répartir uniformément dans les bols. Servir avec la relish pomme-menthe et des quartiers de lime.

Saveur pomme menthe : Mélangez ½ tasse de flocons de noix de coco non sucrés dans un robot culinaire jusqu'à ce qu'ils soient poudreux. Ajouter 1 tasse de feuilles de coriandre fraîche et cuire à la vapeur ; 1 tasse de feuilles de menthe fraîche ; 1 pomme Granny Smith, épépinée et hachée ; 2 cuillères à café de jalapeño finement haché avec les graines (voir conseil); et 1 cuillère à soupe de jus de citron vert frais. Pulser jusqu'à ce qu'il soit finement moulu.

SALADE PAILLARDE DE POULET GRILLE, FRAMBOISES, BETTERAVES ET AMANDES GRILLEES

LES PREPARATIFS : 30 minutes Rôti : 45 minutes Mariner : 15 minutes Griller : 8 minutes
Pour : 4 portions

- ½ tasse d'amandes entières
- 1½ cuillères à café d'huile d'olive
- 1 betterave moyenne
- 1 betterave moyenne dorée
- 2 moitiés de poitrine de poulet désossées et sans peau de 6 à 8 onces
- 2 dl de framboises fraîches ou surgelées, décongelées
- 3 cuillères à soupe de vinaigre de vin blanc ou rouge
- 2 cuillères à soupe d'estragon frais râpé
- 1 cuillère à soupe d'échalote finement hachée
- 1 cuillère à café de moutarde de Dijon (voir ordonnance)
- ¼ tasse d'huile d'olive
- poivre noir
- 8 dl de salade printanière composée

1. Pour les amandes, préchauffez le four à 200°C. Étalez les amandes sur une petite plaque à pâtisserie et versez ½ cuillère à café d'huile d'olive. Cuire environ 5 minutes ou jusqu'à ce qu'ils soient parfumés et dorés. Laisser refroidir. (Les amandes peuvent être grillées 2 jours à l'avance et conservées dans un contenant hermétique.)

2. Pour les betteraves, placez chaque betterave sur un petit morceau de papier d'aluminium et arrosez de ½ cuillère à café d'huile d'olive. Enroulez du papier d'aluminium autour des betteraves et disposez-les sur une assiette ou un plat allant au four. Rôtir les betteraves au four à 400°F pendant 40 à 50 minutes ou jusqu'à ce qu'elles soient

tendres lorsqu'on les perce avec un couteau. Retirer du four et laisser reposer jusqu'à ce qu'il soit suffisamment froid pour être manipulé. Retirez la peau à l'aide d'un couteau d'office. Coupez la betterave en quartiers et réservez. (Évitez de remuer les betteraves pour éviter qu'elles ne brunissent. Les betteraves peuvent être rôties 1 jour à l'avance et réfrigérées. Laisser revenir à température ambiante avant de servir.)

3. Pour le poulet, coupez chaque poitrine de poulet en deux horizontalement. Placez chaque morceau de poulet entre deux morceaux de pellicule plastique. À l'aide d'un maillet à viande, piler doucement jusqu'à environ ¾ de pouce d'épaisseur. Placer le poulet dans un plat peu profond et réserver.

4. Pour la vinaigrette, écrasez légèrement ¾ tasse de framboises dans un grand bol à l'aide d'un fouet (conservez le reste des framboises pour la salade). Ajouter le vinaigre, l'estragon, l'échalote et la moutarde à Dijon ; fouetter pour mélanger. Ajouter ¼ tasse d'huile d'olive en un mince filet, en fouettant pour bien mélanger. Verser ½ tasse de vinaigrette sur le poulet; retourner le poulet enrobé (réserver le reste de la vinaigrette pour la salade). Faire mariner le poulet à température ambiante pendant 15 minutes. Retirer le poulet de la marinade et saupoudrer de poivre; jeter le reste de la marinade dans le bol.

5. Pour un gril au charbon de bois ou au gaz, placez le poulet sur une grille directement à feu moyen. Couvrir et griller pendant 8 à 10 minutes ou jusqu'à ce que le poulet ne soit

plus rose, en le retournant une fois à mi-cuisson. (Le poulet peut également être cuit sur une cuisinière.)

6. Mélanger la laitue, les betteraves et 1¼ tasse de framboises restantes dans un grand bol. Verser la vinaigrette réservée sur la salade; mélanger doucement pour enrober. Répartir la salade dans quatre assiettes de service; garnir chacun d'un morceau de poitrine de poulet grillée. Hachez grossièrement les amandes grillées et saupoudrez-les sur le tout. Sers immédiatement.

POITRINES DE POULET FARCIES AU BROCOLI NAVET AVEC SAUCE TOMATE FRAICHE ET SALADE CESAR

LES PREPARATIFS:40 minutes de cuisson : 25 minutes pour : 6 portions

3 cuillères à soupe d'huile d'olive

2 cuillères à café d'ail finement haché

¼ cuillère à café de poivron rouge broyé

1 livre de brocoli raab, paré et haché

½ tasse de raisins secs dorés sans soufre

½ verre d'eau

4 moitiés de poitrine de poulet désossées et sans peau de 5 à 6 onces

1 dl d'oignon haché

3 dl de tomates concassées

¼ tasse de basilic frais haché

2 cuillères à café de vinaigre de vin rouge

3 cuillères à soupe de jus de citron frais

2 cuillères à soupe de Paleo Mayo (voir_ordonnance_)

2 cuillères à café de moutarde de Dijon (voir_ordonnance_)

1 cuillère à café d'ail finement haché

½ cuillère à café de poivre noir

¼ tasse d'huile d'olive

10 dl de laitue romaine hachée

1. Faites chauffer 1 cuillère à soupe d'huile d'olive dans une grande poêle à feu moyen. Ajouter l'ail et le piment haché; cuire et remuer 30 secondes ou jusqu'à ce qu'il soit parfumé. Ajouter le brocoli haché, les raisins secs et ½ tasse d'eau. Couvrir et cuire environ 8 minutes ou jusqu'à ce que le brocoli soit flétri et tendre. Retirez le couvercle de la poêle; laissez l'excès d'eau s'évaporer. Mettre de côté.

2. Pour les petits pains, couper chaque poitrine de poulet en deux dans le sens de la longueur ; placez chaque morceau entre deux morceaux de film alimentaire. À l'aide du côté plat d'un maillet à viande, écrasez légèrement le poulet jusqu'à ce qu'il atteigne environ ¼ de pouce d'épaisseur. Pour chaque rouleau, placez environ ¼ tasse du mélange de brocoli-raab sur l'une des extrémités courtes ; rouler en pliant sur les côtés pour enfermer complètement la garniture. (Les rollards peuvent être préparés jusqu'à 1 jour à l'avance et réfrigérés jusqu'au moment de la cuisson.)

3. Faites chauffer 1 cuillère à soupe d'huile d'olive dans une grande poêle à feu moyen. Ajoutez les rouleaux, cousez les côtés ensemble. Cuire environ 8 minutes ou jusqu'à ce qu'ils soient dorés de tous les côtés, en les retournant deux ou trois fois pendant la cuisson. Transférez les rouleaux sur un plateau.

4. Pour la sauce, faites chauffer 1 cuillère à soupe d'huile d'olive restante dans une poêle à feu moyen. Ajouter l'oignon; cuire environ 5 minutes ou jusqu'à ce qu'il soit translucide. Incorporer les tomates et le basilic. Placez les rouleaux sur la sauce dans la poêle. Porter à ébullition à feu moyen-vif; Baissez le feu. Couvrir et laisser mijoter pendant environ 5 minutes ou jusqu'à ce que les tomates commencent à se décomposer tout en conservant leur forme et que les petits pains soient bien chauds.

5. Pour la vinaigrette, dans un petit bol, fouetter ensemble le jus de citron, la Paleo Mayo, la moutarde de Dijon, l'ail et le poivre noir. Arroser de ¼ tasse d'huile d'olive,

mélanger jusqu'à émulsion. Mélangez la vinaigrette avec la romaine hachée dans un grand bol. Pour servir, répartissez la romaine dans six assiettes de service. Trancher les rouleaux et ajouter la romaine; assaisonner de sauce tomate.

ROULEAUX DE SHAWARMA AU POULET GRILLE AVEC LEGUMES ASSAISONNES ET SAUCE AUX PIGNONS DE PIN

LES PREPARATIFS : 20 minutes marinage : 30 minutes grill : 10 minutes préparation : 8 wraps (4 portions)

- 1 livre de demi-poitrine de poulet désossée et sans peau, coupée en morceaux de 2 pouces
- 5 cuillères à soupe d'huile d'olive
- 2 cuillères à soupe de jus de citron frais
- 1¾ cuillères à café de cumin moulu
- 1 cuillère à café d'ail finement haché
- 1 cuillère à café de paprika
- ½ cuillère à café de curry en poudre
- ½ cuillère à café de cannelle moulue
- ¼ cuillère à café de poivre de Cayenne
- 1 courgette moyenne, coupée en deux
- 1 petite aubergine coupée en tranches d'un demi-centimètre
- 1 gros poivron jaune, coupé en deux et épépiné
- 1 oignon rouge moyen, coupé en quartiers
- 8 tomates cerises
- 8 grosses feuilles de laitue au beurre
- Assaisonnement aux pignons de pin grillés (voir ordonnance)
- quartiers de citron

1. Pour la marinade, mélangez 3 cuillères à soupe d'huile d'olive, le jus de citron, 1 cuillère à café de cumin, l'ail, ½ cuillère à café de paprika, la poudre de curry, ¼ de cuillère à café de cannelle et le poivre de Cayenne dans un petit bol. Placer les morceaux de poulet dans un grand sac

en plastique refermable dans un plat peu profond. Versez la marinade sur le poulet. Sac de scellage ; transformez votre sac en manteau. Laisser mariner 30 minutes au réfrigérateur en retournant le sachet de temps en temps.

2. Retirez le poulet de la marinade. jeter la marinade. Embrocher le poulet sur quatre longues brochettes.

3. Disposez les courgettes, les aubergines, le paprika et l'oignon dans une assiette. Arroser de 2 cuillères à soupe d'huile d'olive. Saupoudrer du ¾ de cuillère à café de cumin restant, de la ½ cuillère à café de paprika restante et du ¼ de cuillère à café de cannelle restante; frotter légèrement sur les légumes. Enfilez les tomates sur deux brochettes.

3. Pour un gril au charbon de bois ou au gaz, placez les brochettes de poulet et de tomates ainsi que les légumes sur un gril à feu moyen. Couvrir et griller jusqu'à ce que le poulet ne soit plus rose et que les légumes soient légèrement carbonisés et croustillants, en les retournant une fois. Attendez 10 à 12 minutes pour le poulet, 8 à 10 minutes pour les légumes et 4 minutes pour les tomates.

4. Retirez le poulet de la brochette. Hachez le poulet et coupez les courgettes, les aubergines et les poivrons en petits morceaux. Retirez les tomates des brochettes (ne les hachez pas). Disposez le poulet et les légumes dans une assiette. Pour servir, déposer du poulet et des légumes sur une feuille de laitue ; assaisonner avec la sauce aux pignons de pin grillés. Servir avec des quartiers de citron.

POITRINES DE POULET BRAISEES AU FOUR AVEC CHAMPIGNONS, PUREE DE CHOU-FLEUR A L'AIL ET ASPERGES ROTIES

DU DEBUT A LA FIN : 50 minutes donnent : 4 portions

- 4 moitiés de poitrine de poulet avec os de 10 à 12 onces, sans peau
- 3 dl de petits champignons blancs
- 1 dl de poireau ou d'oignon jaune émincé
- 2 tasses de bouillon d'os de poulet (voir ordonnance) ou bouillon de poulet sans sel ajouté
- 1 dl de vin blanc sec
- 1 gros bouquet de thym frais
- poivre noir
- Vinaigre de vin blanc (facultatif)
- 1 tête de chou-fleur, divisée en fleurons
- 12 gousses d'ail, pelées
- 2 cuillères à soupe d'huile d'olive
- Poivre blanc ou de Cayenne
- 1 livre d'asperges, parées
- 2 cuillères à café d'huile d'olive

1. Préchauffer le four à 400°F. Placer les poitrines de poulet dans un plat allant au four rectangulaire de 3 litres; garnir de champignons et de poireaux. Versez le bouillon d'os de poulet et le vin sur le poulet et les légumes. Saupoudrer de thym et saupoudrer de poivre noir. Couvrir le moule de papier d'aluminium.

2. Cuire pendant 35 à 40 minutes ou jusqu'à ce qu'un thermomètre à lecture instantanée inséré dans le poulet enregistre une température de 170°F. Retirez et jetez les

brins de thym. Si vous le souhaitez, assaisonnez le liquide de braisage avec un peu de vinaigre avant de servir.

2. Pendant ce temps, faites cuire le chou-fleur et l'ail dans une grande casserole dans suffisamment d'eau bouillante pour couvrir environ 10 minutes ou jusqu'à ce qu'ils soient très tendres. Égouttez le chou-fleur et l'ail en réservant 2 cuillères à soupe du liquide de cuisson. Dans un robot culinaire ou un grand bol, placer le chou-fleur et le liquide de cuisson réservé. Mélanger jusqu'à consistance lisse* ou écraser avec un presse-purée ; ajoutez 2 cuillères à soupe d'huile d'olive et assaisonnez de poivre blanc. Garder au chaud jusqu'au moment de servir.

3. Disposez les asperges en une seule couche sur une plaque à pâtisserie. Arroser de 2 cuillères à café d'huile d'olive et mélanger. Saupoudrer de poivre noir. Rôtir au four à 400 °F pendant environ 8 minutes ou jusqu'à ce qu'il soit croustillant, en remuant une fois.

4. Répartissez la purée de chou-fleur dans six assiettes de service. Garnir de poulet, de champignons et de poireaux. Saupoudrer d'un peu de liquide à braiser; servir avec des asperges rôties.

*Remarque : Si vous utilisez un robot culinaire, veillez à ne pas trop transformer, sinon le chou-fleur sera trop fin.

SOUPE THAÏLANDAISE AU POULET

LES PREPARATIFS:30 minutes Congélation : 20 minutes Cuisson : 50 minutes Donne : 4 à 6 portions

LE TAMARIN EST UN FRUIT MUSQUE ET ACIDULEUTILISE DANS LA CUISINE INDIENNE, THAÏLANDAISE ET MEXICAINE. DE NOMBREUSES PATES DE TAMARIN PREPAREES DANS LE COMMERCE CONTIENNENT DU SUCRE – ASSUREZ-VOUS D'EN ACHETER UNE QUI N'EN CONTIENT PAS. LES FEUILLES DE COMBAVA PEUVENT ETRE TROUVEES FRAICHES, CONGELEES ET SECHEES SUR LA PLUPART DES MARCHES ASIATIQUES. SI VOUS NE LES TROUVEZ PAS, REMPLACEZ LES FEUILLES PAR 1 1/2 CUILLERE A CAFE DE ZESTE DE CITRON VERT HACHE DANS CETTE RECETTE.

- 2 tiges de citronnelle, parées
- 2 cuillères à soupe d'huile de coco non raffinée
- ½ dl d'oignons verts émincés
- 3 grosses gousses d'ail, tranchées finement
- 8 tasses de bouillon d'os de poulet (voir<u>ordonnance</u>) ou bouillon de poulet sans sel ajouté
- ¼ tasse de pâte de tamarin sans sucre ajouté (comme la marque Tamicon)
- 2 cuillères à soupe de flocons de nori
- 3 piments thaïlandais frais, tranchés finement avec les graines intactes (voir<u>conseil</u>)
- 3 feuilles de combava
- 1 morceau de gingembre de 3 pouces, tranché finement
- 4 moitiés de poitrine de poulet désossées et sans peau de 6 onces
- 1 boîte de 14,5 onces de tomates en dés rôties au feu, non salées, non égouttées
- 6 onces de fines pointes d'asperges, parées et tranchées finement en diagonale en morceaux de ½ pouce
- ½ tasse de feuilles de basilic thaïlandais emballées (voir<u>Note</u>)

1. À l'aide du dos d'un couteau en exerçant une pression ferme, soufflez les tiges de citronnelle. Hachez finement les tiges endommagées.

2. Faites chauffer l'huile de coco à feu moyen dans une cocotte. Ajouter la citronnelle et les oignons verts; cuire 8 à 10 minutes en remuant souvent. Ajouter l'ail; cuire et remuer pendant 2 à 3 minutes ou jusqu'à ce qu'il soit très parfumé.

3. Ajoutez le bouillon d'os de poulet, la pâte de tamarin, les flocons de nori, le piment, les feuilles de citron vert et le gingembre. Cuit; Baissez le feu. Couvrir et laisser mijoter 40 minutes.

4. Pendant ce temps, congeler le poulet pendant 20 à 30 minutes ou jusqu'à ce qu'il soit ferme. Tranchez finement le poulet.

5. Passer la soupe au travers d'une passoire fine dans une grande casserole, en pressant avec le dos d'une grande cuillère pour en extraire les arômes. Jetez les matériaux solides. Faire bouillir la soupe. Incorporer le poulet, les tomates non égouttées, les asperges et le basilic. Baissez le feu; laisser mijoter à découvert pendant 2 à 3 minutes ou jusqu'à ce que le poulet soit bien cuit. Sers immédiatement.

POULET FRIT AU CITRON ET A LA SAUGE AVEC ENDIVES

LES PREPARATIFS:15 minutes de friture : 55 minutes de repos : 5 minutes Pour : 4 portions

LES TRANCHES DE CITRON ET LA FEUILLE DE SAUGEPLACE SOUS LA PEAU DU POULET, IL PARFUME LA VIANDE LORS DE LA CUISSON ET CREE UN JOLI MOTIF SOUS LA PEAU CROUSTILLANTE ET OPAQUE A LA SORTIE DU FOUR.

- 4 moitiés de poitrine de poulet avec os (avec peau)
- 1 citron, tranché très finement
- 4 grandes feuilles de sauge
- 2 cuillères à café d'huile d'olive
- 2 cuillères à café d'assaisonnement méditerranéen (voir<u>ordonnance</u>)
- ½ cuillère à café de poivre noir
- 2 cuillères à soupe d'huile d'olive extra vierge
- 2 échalotes, tranchées
- 2 gousses d'ail, hachées
- 4 têtes d'endives, coupées en deux dans le sens de la longueur

1. Préchauffer le four à 400°F. À l'aide d'un couteau d'office, retirez très délicatement la peau de chaque moitié de magret en la laissant sur un côté. Déposez 2 tranches de citron et 1 feuille de sauge sur la viande de chaque magret. Repoussez doucement le cuir en place et appliquez une légère pression pour le fixer.

2. Placez le poulet dans un plat peu profond allant au four. Badigeonner le poulet de 2 cuillères à café d'huile d'olive; saupoudrer d'assaisonnement méditerranéen et de ¼ cuillère à café de paprika. Rôtir, à découvert, pendant environ 55 minutes ou jusqu'à ce que la peau soit brune et

croustillante et qu'un thermomètre à lecture instantanée inséré dans le poulet indique 170 ° F. Laissez le poulet reposer 10 minutes avant de servir.

3. Pendant ce temps, faites chauffer 2 cuillères à soupe d'huile d'olive dans une grande poêle à feu moyen. Ajouter l'échalote; cuire environ 2 minutes ou jusqu'à ce qu'il soit translucide. Saupoudrer les endives avec le quart de cuillère à café de poivre restant. Ajoutez l'ail dans la poêle. Placer les endives dans le moule, côté coupé vers le bas. Cuire environ 5 minutes ou jusqu'à coloration. Retournez délicatement l'endive; cuire encore 2 à 3 minutes ou jusqu'à tendreté. Servir avec du poulet.

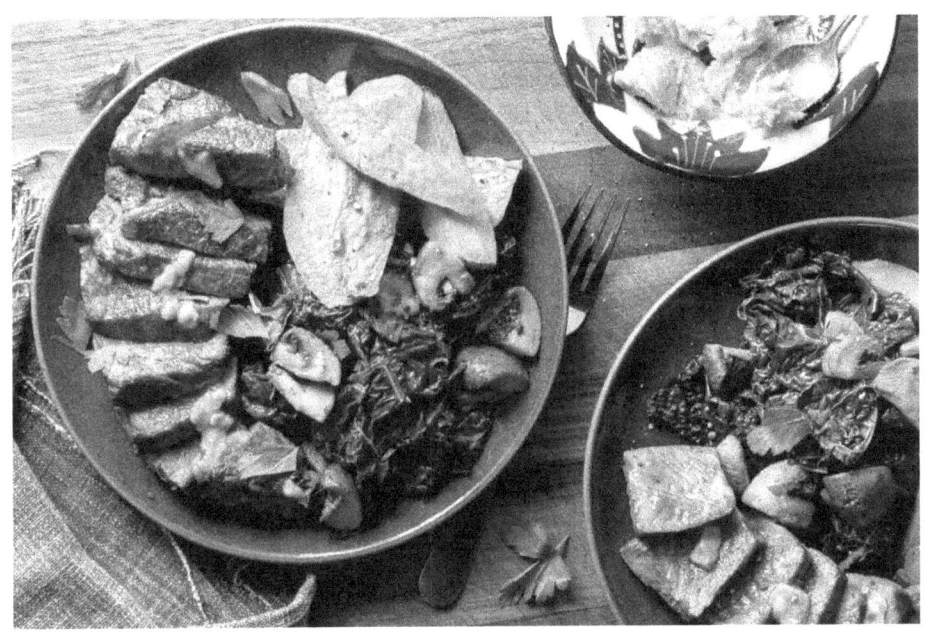

POULET AUX OIGNONS VERTS, CRESSON ET RADIS

LES PREPARATIFS:20 minutes de cuisson : 8 minutes de cuisson : 30 minutes pour : 4 portions

MEME SI CELA PEUT PARAITRE ETRANGE DE CUISINER DES RADIS,ILS SONT A PEINE CUITS ICI, JUSTE ASSEZ POUR ADOUCIR LEUR MORSURE POIVREE ET LES ATTENDRIR UN PEU.

3 cuillères à soupe d'huile d'olive

4 moitiés de poitrine de poulet avec os de 10 à 12 onces (avec la peau)

1 cuillère à soupe de vinaigrette au citron et aux herbes (voir<u>ordonnance</u>)

¾ tasse d'échalotes tranchées

6 radis, tranchés finement

¼ cuillère à café de poivre noir

½ tasse de vermouth blanc sec ou de vin blanc sec

⅓ tasse de crème de cajou (voir<u>ordonnance</u>)

1 botte de cresson, tiges parées, hachées grossièrement

1 cuillère à soupe d'aneth frais haché

1. Préchauffer le four à 350°F. Faites chauffer l'huile d'olive à feu moyen-vif dans une grande poêle. Séchez le poulet avec une serviette en papier. Cuire le poulet côté peau vers le bas pendant 4 à 5 minutes ou jusqu'à ce que la peau soit dorée et croustillante. Retourner le poulet; cuire environ 4 minutes ou jusqu'à ce qu'il soit coloré. Placer le poulet, peau vers le haut, dans un plat peu profond allant au four. Saupoudrer le poulet de vinaigrette citron-herbes. Cuire au four environ 30 minutes ou jusqu'à ce qu'un thermomètre à lecture instantanée inséré dans le poulet indique 170 °F.

2. Pendant ce temps, versez tout le jus de cuisson sauf 1 cuillère à soupe; remettez la casserole sur le feu. Ajouter les oignons verts et les radis; cuire environ 3 minutes ou jusqu'à ce que les échalotes se fanent. Saupoudrer de poivre. Ajoutez le vermouth en remuant pour gratter les morceaux dorés. Cuit; cuire jusqu'à ce qu'il soit réduit et légèrement épaissi. Incorporer la crème de cajou; Cuit. Retirer la poêle du feu; ajouter le cresson et l'aneth, remuer doucement jusqu'à ce que le cresson fane. Incorporer les jus de poulet qui se sont accumulés dans la rôtissoire.

3. Répartir le mélange d'échalotes dans quatre assiettes de service; garnir de poulet.

POULET TIKKA MASALA

LES PREPARATIFS : 30 minutes Mariner : 4 à 6 heures Faire bouillir : 15 minutes Rôtir : 8 minutes Donne : 4 portions

CECI A ETE INSPIRE PAR UN PLAT INDIEN TRES POPULAIRE QUI N'A PEUT-ETRE PAS ETE CREE EN INDE, MAIS PLUTOT DANS UN RESTAURANT INDIEN AU ROYAUME-UNI. LE POULET TIKKA MASALA TRADITIONNEL CONSISTE A FAIRE MARINER LE POULET DANS DU YAOURT PUIS A LE CUIRE DANS UNE SAUCE TOMATE EPICEE GARNIE DE CREME. SANS PRODUITS LAITIERS POUR DILUER LA SAVEUR DE LA SAUCE, CETTE VERSION EST PARTICULIEREMENT PROPRE. AU LIEU DU RIZ, IL EST SERVI SUR DES NOUILLES CROUSTILLANTES A LA COURGETTE.

- 1½ livre de cuisses de poulet désossées et sans peau ou de moitiés de poitrine de poulet
- ¾ tasse de lait de coco naturel (comme Nature's Way)
- 6 gousses d'ail, émincées
- 1 cuillère à soupe de gingembre frais râpé
- 1 cuillère à café de coriandre moulue
- 1 cuillère à café de paprika
- 1 cuillère à café de cumin moulu
- ¼ cuillère à café de cardamome moulue
- 4 cuillères à soupe d'huile de coco raffinée
- 1 tasse de carottes hachées
- 1 céleri, tranché finement
- ½ tasse d'oignon haché
- 2 piments jalapeño ou serrano, épépinés (si désiré) et finement hachés (voir conseil)
- 1 boîte de 14,5 onces de tomates en dés rôties au feu, non salées, non égouttées
- 1 boîte de 8 onces de sauce tomate non salée
- 1 cuillère à café de garam masala sans sel ajouté
- 3 courgettes moyennes

½ cuillère à café de poivre noir

Feuilles de coriandre fraîche

1. Si vous utilisez des cuisses de poulet, coupez chaque cuisse en trois morceaux. Si vous utilisez des moitiés de poitrine de poulet, coupez chaque moitié de poitrine en morceaux de 2 pouces, en coupant les parties épaisses en deux horizontalement pour les rendre plus fines. Placer le poulet dans un grand sac en plastique refermable; mettre de côté. Pour la marinade, mélangez ½ tasse de lait de coco, l'ail, le gingembre, la coriandre, le paprika, le cumin et la cardamome dans un petit bol. Versez la marinade sur le poulet dans le sachet. Fermez le sac et retournez le poulet. Placer le sac dans un bol moyen; laisser mariner au réfrigérateur pendant 4 à 6 heures, en retournant le sac de temps en temps.

2. Préchauffez le gril. Faites chauffer 2 cuillères à soupe d'huile de coco à feu moyen dans une grande poêle. Ajouter les carottes, le céleri et l'oignon; cuire 6 à 8 minutes ou jusqu'à ce que les légumes soient tendres, en remuant de temps en temps. Ajouter les jalapeños; cuire et remuer encore 1 minute. Ajoutez les tomates non égouttées et la sauce tomate. Cuit; Baissez le feu. Laisser mijoter environ 5 minutes ou jusqu'à ce que la sauce épaississe légèrement.

3. Égoutter le poulet, jeter la marinade. Disposez les morceaux de poulet en une seule couche sur la grille non chauffée d'une poêle. Faire griller à 5 à 6 pouces du feu pendant 8 à 10 minutes ou jusqu'à ce que le poulet ne soit plus rose, en le retournant une fois à mi-cuisson. Ajoutez les morceaux de poulet cuits et le ¼ tasse de lait de coco

restant au mélange de tomates dans la poêle. Cuire 1 à 2 minutes ou jusqu'à ce que le tout soit bien chaud. Retirer du feu; ajoutez le garam masala.

4. Coupez les extrémités des courgettes. Coupez les courgettes en longues et fines lanières à l'aide d'un coupe-julienne. Faites chauffer les 2 cuillères à soupe d'huile de noix de coco restantes dans une très grande poêle à feu moyen-vif. Ajouter les lanières de courgettes et le poivre noir. Cuire et remuer pendant 2 à 3 minutes ou jusqu'à ce que les courgettes soient croustillantes.

5. Pour servir, répartissez les courgettes dans quatre assiettes de service. Garnir du mélange de poulet. Garnir de feuilles de coriandre.

CUISSES DE POULET RAS EL HANOUT

LES PREPARATIFS : 20 minutes de cuisson : 40 minutes pour : 4 portions

RAS EL HANOUT EST UN COMPLEXEET MELANGE EXOTIQUE D'EPICES MAROCAINES. L'EXPRESSION SIGNIFIE « CHEF DE MAGASIN » EN ARABE, CE QUI IMPLIQUE QU'IL S'AGIT D'UN MELANGE UNIQUE DES MEILLEURES EPICES QUE LE VENDEUR D'EPICES A A OFFRIR. IL N'EXISTE PAS DE RECETTE FIXE POUR LE RAS EL HANOUT, MAIS IL CONTIENT SOUVENT UN MELANGE DE GINGEMBRE, D'ANIS, DE CANNELLE, DE MUSCADE, DE GRAINS DE POIVRE, DE CLOUS DE GIROFLE, DE CARDAMOME, DE FLEURS SECHEES (COMME LA LAVANDE ET LA ROSE), DE NIGELLE, DE MUSCADE, DE GALANGA ET DE CURCUMA.

- 1 cuillère à soupe de cumin moulu
- 2 cuillères à café de gingembre moulu
- 1½ cuillères à café de poivre noir
- 1½ cuillères à café de cannelle moulue
- 1 cuillère à café de coriandre moulue
- 1 cuillère à café de poivre de Cayenne
- 1 cuillère à café de piment de la Jamaïque moulu
- ½ cuillère à café de clous de girofle moulus
- ¼ cuillère à café de muscade moulue
- 1 cuillère à café de fils de safran (facultatif)
- 4 cuillères à soupe d'huile de coco non raffinée
- 8 cuisses de poulet avec os
- 1 paquet de 8 onces de champignons frais, tranchés
- 1 dl d'oignon haché
- 1 tasse de poivron rouge, jaune ou vert haché (1 gros)
- 4 tomates Roma, épépinées, évidées et hachées
- 4 gousses d'ail, émincées
- 2 boîtes de 13,5 onces de lait de coco naturel (comme Nature's Way)

3-4 cuillères à soupe de jus de citron vert frais

¼ tasse de coriandre fraîche finement hachée

1. Pour le ras el hanout, mélangez le cumin, le gingembre, le poivre noir, la cannelle, la coriandre, le poivre de Cayenne, le piment de la Jamaïque, les clous de girofle, la muscade et, si désiré, le safran dans un mortier moyen ou dans un petit bol. Broyer avec un pilon ou remuer avec une cuillère pour bien mélanger. Mettre de côté.

2. Faites chauffer 2 cuillères à soupe d'huile de coco à feu moyen dans une très grande poêle. Saupoudrer les cuisses de poulet sur 1 cuillère à soupe de ras el hanout. Ajouter le poulet à la poêle; cuire 5 à 6 minutes ou jusqu'à ce qu'ils soient dorés, en les retournant une fois à mi-cuisson. Retirer le poulet de la poêle; Garder au chaud.

3. Faites chauffer les 2 cuillères à soupe d'huile de coco restantes à feu moyen-vif dans la même poêle. Ajouter les champignons, les oignons, les poivrons, les tomates et l'ail. Cuire et remuer pendant environ 5 minutes ou jusqu'à ce que les légumes soient tendres. Incorporer le lait de coco, le jus de citron vert et 1 cuillère à soupe de ras el hanout. Remettre le poulet dans la poêle. Cuit; Baissez le feu. Laisser mijoter à couvert pendant environ 30 minutes ou jusqu'à ce que le poulet soit tendre (175 °F).

4. Servir le poulet, les légumes et la sauce dans des bols. Garnir de coriandre.

Remarque : Conservez les restes de Ras el Hanout dans un récipient couvert jusqu'à 1 mois.

CUISSES DE POULET ADOBO AUX FRUITS ETOILES SUR EPINARDS BRAISES

LES PREPARATIFS : 40 minutes Mariner : 4 à 8 heures Cuisson : 45 minutes Pour : 4 portions

SI NECESSAIRE, SECHEZ LE POULET AVEC UNE SERVIETTE EN PAPIER A LA SORTIE DE LA MARINADE AVANT DE DORER DANS LA POELE. TOUT LIQUIDE LAISSE SUR LA VIANDE ECLABOUSSERA L'HUILE CHAUDE.

- 8 (1½ à 2 livres) cuisses de poulet avec os, sans peau
- ¾ tasse de vinaigre blanc ou de cidre
- ¾ tasse de jus d'orange frais
- ½ verre d'eau
- ¼ tasse d'oignon haché
- ¼ tasse de coriandre fraîche hachée
- 4 gousses d'ail, émincées
- ½ cuillère à café de poivre noir
- 1 cuillère à soupe d'huile d'olive
- 1 carambole, tranchée
- 1 tasse de bouillon d'os de poulet (voir ordonnance) ou bouillon de poulet sans sel ajouté
- 2 paquets de 9 oz de feuilles d'épinards frais
- feuilles de coriandre fraîche (facultatif)

1. Placer le poulet dans une cocotte en acier inoxydable ou émaillée ; mettre de côté. Dans un bol moyen, mélanger le vinaigre, le jus d'orange, l'eau, l'oignon, ¼ tasse de coriandre hachée, l'ail et le poivre ; verser sur le poulet. Couvrir et laisser mariner au réfrigérateur pendant 4 à 8 heures.

2. Porter le mélange de poulet à ébullition dans une cocotte à feu moyen-vif; Baissez le feu. Couvrir et laisser mijoter 35 à 40 minutes ou jusqu'à ce que le poulet ne soit plus rose (175°F).

3. Faites chauffer l'huile à feu moyen dans une très grande poêle. Retirer le poulet du faitout avec des pinces, en secouant doucement pour que le liquide de cuisson s'égoutte ; réserver le liquide de cuisson. Faites dorer le poulet de tous les côtés en le retournant fréquemment pour obtenir une couleur uniforme.

4. Pendant ce temps, pour la sauce, filtrer le liquide de cuisson ; retourner au four hollandais. Cuit. Cuire environ 4 minutes pour réduire et épaissir légèrement ; ajoutez la carambole; cuire encore 1 minute. Remettez le poulet dans la sauce dans la cocotte. Retirer du feu; couvrir pour rester au chaud.

5. Nettoyez la poêle. Versez le bouillon d'os de poulet dans la poêle. Porter à ébullition à feu moyen-vif; incorporer les épinards. Baissez le feu; laisser mijoter 1 à 2 minutes ou jusqu'à ce que les épinards soient tout juste fanés, en remuant constamment. À l'aide d'une écumoire, transférez les épinards dans une assiette de service. Garnir de poulet et de sauce. Si désiré, saupoudrez de feuilles de coriandre.

TACOS AU POULET ET AU CHOU POBLANO AVEC MAYONNAISE AU CHIPOTLE

LES PREPARATIFS:25 minutes de cuisson : 40 minutes pour : 4 portions

SERVEZ CES TACOS DESORDONNES MAIS DELICIEUXAVEC UNE FOURCHETTE POUR RECUPERER LA GARNITURE QUI TOMBE DE LA FEUILLE DE CHOU PENDANT QUE VOUS LA MANGEZ.

- 1 cuillère à soupe d'huile d'olive
- 2 piments poblano, épépinés (si désiré) et hachés (voir conseil)
- ½ tasse d'oignon haché
- 3 gousses d'ail, émincées
- 1 cuillère à soupe de poudre de chili non salée
- 2 cuillères à café de cumin moulu
- ½ cuillère à café de poivre noir
- 1 boîte de 8 onces de sauce tomate non salée
- ¾ tasse de bouillon d'os de poulet (voir ordonnance) ou bouillon de poulet sans sel ajouté
- 1 cuillère à café d'origan mexicain séché, haché
- 1 à 1½ livre de cuisses de poulet sans peau et désossées
- 10 à 12 feuilles de chou de taille moyenne à grande
- Chipotle Paleo Mayo (voir ordonnance)

1. Préchauffer le four à 350°F. Chauffer l'huile à feu moyen-vif dans une grande poêle allant au four. Ajouter les piments poblano, l'oignon et l'ail; cuire et remuer pendant 2 minutes. Incorporer la poudre de chili, le cumin et le poivre noir; cuire et remuer encore une minute (réduire le feu si nécessaire pour éviter que les épices ne brûlent).

2. Ajoutez la sauce tomate, le bouillon d'os de poulet et l'origan dans la poêle. Cuit. Placez délicatement les cuisses de poulet dans le mélange de tomates. Couvrir la casserole avec un couvercle. Cuire au four environ 40 minutes ou jusqu'à ce que le poulet soit tendre (175 °F), en retournant le poulet une fois à mi-cuisson.

3. Retirez le poulet de la poêle; refroidir légèrement. À l'aide de deux fourchettes, émincez le poulet en petits morceaux. Incorporer le poulet émincé au mélange de tomates dans la poêle.

4. Pour servir, verser le mélange de poulet dans les feuilles de chou; garnir de Mayo Chipotle Paleo.

RAGOUT DE POULET AVEC MINI-CAROTTES ET BOK CHOY

LES PREPARATIFS:15 minutes d'ébullition : 24 minutes de repos : 2 minutes Pour : 4 portions

LE BEBE BOK CHOY EST TRES DELICATET PEUT ETRE TROP CUIT EN UN INSTANT. POUR LE GARDER CROUSTILLANT ET FRAIS, SANS FLETRISSEMENT NI DETREMPE, ASSUREZ-VOUS DE LE FAIRE CUIRE A LA VAPEUR DANS LA MARMITE COUVERTE (HORS FEU) PENDANT 2 MINUTES MAXIMUM AVANT DE SERVIR LA MARMITE.

- 2 cuillères à soupe d'huile d'olive
- 1 poireau tranché (parties blanches et vert clair)
- 4 tasses de bouillon d'os de poulet (voir ordonnance) ou bouillon de poulet sans sel ajouté
- 1 dl de vin blanc sec
- 1 cuillère à soupe de moutarde de Dijon (voir ordonnance)
- ½ cuillère à café de poivre noir
- 1 branche de thym frais
- 1¼ livre de cuisses de poulet désossées et sans peau, coupées en morceaux de 1 pouce
- 8 onces de mini-carottes, pelées, parées et coupées en deux dans le sens de la longueur, ou 2 carottes moyennes, tranchées
- 2 cuillères à café de zeste de citron finement haché (réserver)
- 1 cuillère à soupe de jus de citron frais
- 2 choux chinois
- ½ cuillère à café de thym frais haché

1. Faites chauffer 1 cuillère à soupe d'huile d'olive dans une grande casserole à feu moyen. Cuire les poireaux dans l'huile bouillante pendant 3-4 minutes ou jusqu'à ce qu'ils soient fanés. Ajoutez le bouillon d'os de poulet, le vin, la

moutarde de Dijon, ¼ cuillère à café de paprika et une branche de thym. Cuit; Baissez le feu. Cuire pendant 10 à 12 minutes ou jusqu'à ce que le liquide ait réduit d'environ un tiers. Jetez la branche de thym.

2. Pendant ce temps, faites chauffer 1 cuillère à soupe d'huile d'olive restante dans une cocotte à feu moyen-vif. Saupoudrer le poulet avec ¼ de cuillère à café de poivre restant. Cuire dans l'huile chaude pendant environ 3 minutes ou jusqu'à ce qu'ils soient dorés, en remuant de temps en temps. Coupez le gras si nécessaire. Ajoutez délicatement le mélange de bouillon réduit dans la casserole, en grattant les morceaux dorés; ajoutez les carottes. Cuit; Baissez le feu. Laisser mijoter à découvert pendant 8 à 10 minutes ou jusqu'à ce que les carottes soient tendres. Incorporer le jus de citron. Coupez le bok choy dans le sens de la longueur. (Si les têtes de bok choy sont grosses, coupez-les en quartiers.) Placez les bok choy sur le poulet dans la marmite. Couvrir et retirer du feu; laisser reposer 2 minutes.

3. Versez le ragoût dans des bols peu profonds. Saupoudrer de zeste de citron et de thym haché.

PUREE DE POULET A L'ORANGE ET AU PAPRIKA DANS DES WRAPS DE LAITUE

DU DEBUT A LA FIN: 45 minutes donnent : 4 à 6 portions

VOUS TROUVEREZ DEUX TYPES DEHUILE DE COCO SUR LES ETAGERES – RAFFINEE ET EXTRA VIERGE OU NON RAFFINEE. COMME SON NOM L'INDIQUE, L'HUILE DE COCO EXTRA VIERGE PROVIENT DE LA PREMIERE PRESSION DE NOIX DE COCO FRAICHE ET CRUE. C'EST TOUJOURS LE MEILLEUR CHOIX LORS DE LA CUISSON A FEU MOYEN OU MOYEN. L'HUILE DE NOIX DE COCO RAFFINEE A UN POINT DE FUMEE PLUS ELEVE, UTILISEZ-LA DONC UNIQUEMENT LORS D'UNE CUISSON A FEU VIF.

- 1 cuillère à soupe d'huile de coco raffinée
- 1½ à 2 livres de cuisses de poulet désossées et sans peau, coupées en fines lanières
- 3 poivrons rouges, orange et/ou jaunes, équeutés et tranchés finement en lanières
- 1 oignon rouge, coupé en deux dans le sens de la longueur et tranché finement
- 1 cuillère à café de zeste d'orange finement râpé (réserver)
- ½ tasse de jus d'orange frais
- 1 cuillère à soupe de gingembre frais finement haché
- 3 gousses d'ail, émincées
- 1 tasse de noix de cajou crues non salées, grillées et grossièrement hachées (voir conseil)
- ½ tasse d'oignons verts tranchés (4)
- 8 à 10 feuilles de laitue au beurre ou iceberg

1. Faites chauffer l'huile de coco à feu vif dans un wok ou une grande poêle. Ajouter le poulet; cuire et remuer pendant 2 minutes. Ajouter le paprika et l'oignon; cuire et remuer pendant 2 à 3 minutes ou jusqu'à ce que les légumes commencent à ramollir. Retirer le poulet et les légumes du wok; Garder au chaud.

2. Nettoyez le wok avec du papier absorbant. Ajoutez le jus d'orange dans le wok. Cuire environ 3 minutes ou jusqu'à ce que le jus bouillonne et réduise légèrement. Ajoutez le gingembre et l'ail. Cuire et remuer pendant 1 minute. Remettez le mélange de poulet et de poivre dans le wok. Incorporer le zeste d'orange, les noix de cajou et les oignons verts. Servir le wok sur des feuilles de laitue.

POULET VIETNAMIEN A LA CITRONNELLE ET A LA NOIX DE COCO

DU DEBUT A LA FIN : 30 minutes donnent : 4 portions

CE CURRY RAPIDE A LA NOIX DE COCOIL PEUT ETRE SUR LA TABLE DANS LES 30 MINUTES SUIVANT LE MOMENT OU VOUS COMMENCEZ A LE HACHER, CE QUI EN FAIT UN REPAS IDEAL POUR UN SOIR DE SEMAINE CHARGE.

- 1 cuillère à soupe d'huile de coco non raffinée
- 4 branches de citronnelle (parties claires uniquement)
- 1 paquet de 3,2 onces de pleurotes, hachés
- 1 gros oignon, tranché finement, en rondelles coupées en deux
- 1 jalapeño frais, épépiné et finement haché (voir conseil)
- 2 cuillères à soupe de gingembre frais finement haché
- 3 gousses d'ail émincées
- 1½ livre de cuisses de poulet désossées et sans peau, tranchées finement et hachées
- ½ tasse de lait de coco naturel (comme Nature's Way)
- ½ tasse de bouillon d'os de poulet (voir ordonnance) ou bouillon de poulet sans sel ajouté
- 1 cuillère à soupe de poudre de curry rouge non salée
- ½ cuillère à café de poivre noir
- ½ tasse de feuilles de basilic frais hachées
- 2 cuillères à soupe de jus de citron vert frais
- Noix de coco en flocons non sucrée (facultatif)

1. Faites chauffer l'huile de noix de coco à feu moyen dans une très grande poêle. Ajouter la citronnelle; cuire et remuer pendant 1 minute. Ajouter les champignons, l'oignon, le jalapeño, le gingembre et l'ail; cuire et remuer 2 minutes ou jusqu'à ce que l'oignon soit juste tendre. Ajouter le

poulet; cuire environ 3 minutes ou jusqu'à ce que le poulet soit bien cuit.

2. Mélangez le lait de coco, le bouillon d'os de poulet, la poudre de curry et le poivre noir dans un petit bol. Ajouter le mélange de poulet dans la poêle; cuire 1 minute ou jusqu'à ce que le liquide épaississe légèrement. Retirer du feu; ajouter le basilic frais et le jus de citron vert. Si vous le souhaitez, saupoudrez des portions de noix de coco.

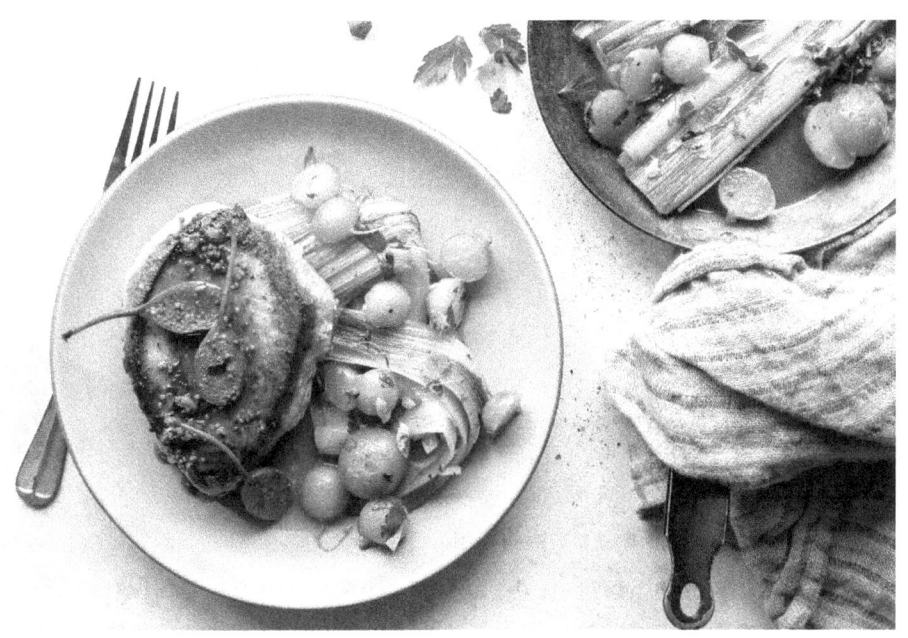

SALADE DE POULET GRILLE ET SCAROLE AUX POMMES

LES PREPARATIFS:30 minutes grill : 12 minutes pour : 4 portions

SI VOUS AIMEZ UNE POMME PLUS SUCREE,ALLEZ AVEC LE CROQUANT AU MIEL. SI VOUS AIMEZ LES POMMES ACIDULEES, UTILISEZ GRANNY SMITH OU, POUR PLUS D'EQUILIBRE, ESSAYEZ UN MELANGE DES DEUX VARIETES.

- 3 pommes Honeycrisp ou Granny Smith moyennes
- 4 cuillères à soupe d'huile d'olive extra vierge
- ½ dl d'échalote finement hachée
- 2 cuillères à soupe de persil frais haché
- 1 cuillère à soupe d'assaisonnement pour volaille
- 3 ou 4 têtes de scarole, coupées en quartiers
- 1 livre de dinde hachée ou de poitrine de poulet
- ⅓ tasse de noisettes grillées hachées*
- ⅓ tasse de vinaigrette française classique (voir ordonnance)

1. Coupez les pommes en deux et épépinez-les. Épluchez et hachez finement 1 des pommes. Faites chauffer 1 cuillère à café d'huile d'olive à feu moyen dans une poêle moyenne. Ajouter la pomme et l'échalote hachées; cuire jusqu'à ce qu'il soit tendre. Incorporer le persil et l'assaisonnement pour oiseaux. Laisser refroidir.

2. Pendant ce temps, épépinez les 2 pommes restantes et coupez-les en quartiers. Badigeonner les côtés coupés des quartiers de pomme et de la scarole avec le reste de l'huile d'olive. Dans un grand bol, mélanger le poulet et le mélange de pommes refroidi. Divisez en huit portions;

façonner chaque portion en une galette de 2 pouces de diamètre.

3. Pour un gril au charbon de bois ou au gaz, placez les galettes de poulet et les quartiers de pomme sur une grille directement à feu moyen. Couvrir et griller 10 minutes en retournant une fois à mi-cuisson. Ajouter la scarole, côté coupé vers le bas. Couvrir et griller 2 à 4 minutes ou jusqu'à ce que la scarole soit légèrement carbonisée, que les pommes soient tendres et que les boulettes de poulet soient bien cuites (165 °F).

4. Hachez grossièrement la scarole. Répartissez la scarole dans quatre assiettes de service. Complétez avec des boulettes de poulet, des tranches de pomme et des noisettes. Arroser de vinaigrette française classique.

*Astuce : Pour griller les noisettes, préchauffez le four à 180°C. Étalez les noix en une seule couche dans un plat peu profond allant au four. Cuire pendant 8 à 10 minutes ou jusqu'à ce qu'ils soient légèrement grillés, en remuant une fois pour un grillage uniforme. Refroidissez légèrement les noix. Placez les noix chaudes sur un torchon propre; frottez avec la serviette pour enlever les pelures.

SOUPE TOSCANE AU POULET ET RUBANS DE CHOU NOIR

LES PREPARATIFS:15 minutes de cuisson : 20 minutes donnent : 4 à 6 portions

UNE CUILLEREE DE PESTO– VOTRE CHOIX DE BASILIC OU DE ROQUETTE – AJOUTE UNE GRANDE SAVEUR A CETTE SAVOUREUSE SOUPE GARNIE D'ASSAISONNEMENT POUR VOLAILLE SANS SEL. POUR CONSERVER LES RUBANS DE CHOU D'UN VERT ECLATANT ET AUSSI RICHES EN NUTRIMENTS QUE POSSIBLE, FAITES-LES CUIRE JUSQU'A CE QU'ILS SOIENT FANES.

- 1 lb de poulet haché
- 2 cuillères à soupe d'assaisonnement pour volaille non salé
- 1 cuillère à café de zeste de citron finement haché
- 1 cuillère à soupe d'huile d'olive
- 1 dl d'oignon haché
- ½ tasse de carottes hachées
- 1 dl de céleri haché
- 4 gousses d'ail, tranchées
- 4 tasses de bouillon d'os de poulet (voir ordonnance) ou bouillon de poulet sans sel ajouté
- 1 boîte de 14,5 onces de tomates rôties sur le feu, non salées, non égouttées
- 1 botte de chou Lacinato (toscan), tiges enlevées, coupées en lanières
- 2 cuillères à soupe de jus de citron frais
- 1 cuillère à café de thym frais haché
- Pesto de basilic ou de roquette (voir ordonnance)

1. Mélanger le poulet haché, l'assaisonnement pour volaille et le zeste de citron dans un bol moyen. Bien mélanger.

2. Faites chauffer l'huile d'olive à feu moyen dans une cocotte. Ajouter le mélange de poulet, l'oignon, les carottes et le céleri; cuire 5 à 8 minutes ou jusqu'à ce que le poulet ne

soit plus rose, en remuant avec une cuillère en bois pour briser la viande et en ajoutant les gousses d'ail dans la dernière minute de cuisson. Ajouter le bouillon d'os de poulet et les tomates. Cuit; Baissez le feu. Couvrir et laisser mijoter 15 minutes. Incorporer le chou, le jus de citron et le thym. Laisser mijoter à découvert pendant environ 5 minutes ou jusqu'à ce que le chou soit juste fané.

3. Pour servir, verser la soupe dans des bols et garnir de pesto de basilic ou de roquette.

SAINDOUX DE POULET

LES PREPARATIFS : 15 minutes de cuisson : 8 minutes de refroidissement : 20 minutes pour : 4 portions

CETTE VERSION DU PLAT THAÏLANDAIS POPULAIRE DE POULET HACHE ET DE LEGUMES FORTEMENT ASSAISONNES SERVIS DANS DES FEUILLES DE LAITUE EST INCROYABLEMENT LEGER ET SAVOUREUX, SANS LE SUCRE AJOUTE, LE SEL ET LA SAUCE DE POISSON (RICHE EN SODIUM) QUI FONT TRADITIONNELLEMENT PARTIE DE LA LISTE DES INGREDIENTS. AVEC DE L'AIL, DU PIMENT THAÏ, DE LA CITRONNELLE, DU ZESTE DE CITRON VERT, DU JUS DE CITRON VERT, DE LA MENTHE ET DE LA CORIANDRE, VOUS NE LES MANQUEREZ PAS.

- 1 cuillère à soupe d'huile de coco raffinée
- 2 livres de poulet haché (poitrine maigre ou hachée à 95 %)
- 8 onces de champignons de Paris, finement hachés
- 1 dl d'oignon rouge finement haché
- 1 à 2 piments thaïlandais épépinés et finement hachés (voir conseil)
- 2 cuillères à soupe d'ail finement haché
- 2 cuillères à soupe de citronnelle finement hachée*
- ¼ cuillère à café de clous de girofle moulus
- ¼ cuillère à café de poivre noir
- 1 cuillère à soupe de zeste de citron vert finement râpé
- ½ tasse de jus de citron vert frais
- ⅓ tasse de feuilles de menthe fraîche bien tassées, hachées
- ⅓ tasse de coriandre fraîche bien tassée, hachée
- 1 laitue iceberg pommée, divisée en feuilles

1. Faites chauffer l'huile de noix de coco à feu moyen dans une très grande poêle. Ajouter le poulet haché, les champignons, l'oignon, le(s) piment(s), l'ail, la citronnelle, les clous de girofle et le poivre noir. Cuire pendant 8 à 10

minutes ou jusqu'à ce que le poulet soit bien cuit, en remuant avec une cuillère en bois pour briser la viande pendant la cuisson. Égoutter si nécessaire. Transférer le mélange de poulet dans un très grand bol. Laisser refroidir environ 20 minutes ou jusqu'à ce qu'il soit légèrement plus chaud que la température ambiante, en remuant de temps en temps.

2. Incorporer le zeste de citron vert, le jus de citron vert, la menthe et la coriandre au mélange de poulet. Servir dans des feuilles de salade.

*Astuce : Pour préparer la citronnelle, vous avez besoin d'un couteau bien aiguisé. Coupez la tige ligneuse du bas de la tige et les feuilles vertes et coriaces au sommet de la plante. Retirez les deux couches extérieures dures. Vous devriez vous retrouver avec un morceau de citronnelle d'environ 6 pouces de long et jaune-blanc pâle. Coupez la tige en deux horizontalement, puis coupez à nouveau chaque moitié en deux. Coupez chaque quart de tige très finement.

BURGER DE POULET A LA SAUCE AUX NOIX DE CAJOU DU SICHUAN

LES PREPARATIFS:30 minutes de cuisson : 5 minutes de grillage : 14 minutes pour : 4 portions

HUILE DE PIMENT PRODUITE PAR CHAUFFAGEL'HUILE D'OLIVE AVEC DU POIVRON ROUGE BROYE PEUT EGALEMENT ETRE UTILISEE D'AUTRES MANIERES. UTILISEZ-LE POUR FAIRE SAUTER DES LEGUMES FRAIS OU ARROSEZ-LES D'UN PEU D'HUILE DE PIMENT AVANT DE LES FAIRE FRIRE.

- 2 cuillères à soupe d'huile d'olive
- ¼ cuillère à café de poivron rouge broyé
- 2 tasses de morceaux de noix de cajou crues, rôties (voir conseil)
- ¼ tasse d'huile d'olive
- ½ tasse de courgettes hachées
- ¼ tasse de ciboulette finement hachée
- 2 gousses d'ail, hachées
- 2 cuillères à café de zeste de citron finement haché
- 2 cuillères à café de gingembre frais râpé
- 1 livre de dinde hachée ou de poitrine de poulet

SAUCE AUX NOIX DE CAJOU DU SICHUAN

- 1 cuillère à soupe d'huile d'olive
- 2 cuillères à soupe d'oignons verts finement hachés
- 1 cuillère à soupe de gingembre frais râpé
- 1 cuillère à café de poudre de cinq épices chinoises
- 1 cuillère à café de jus de citron vert frais
- 4 feuilles vertes ou feuilles de laitue au beurre

1. Pour l'huile de piment, mélangez l'huile d'olive et le piment broyé dans une petite casserole. Chauffer à feu doux pendant 5 minutes. Retirer du feu; Laisser refroidir.

2. Pour le beurre de cajou, placez les noix de cajou et 1 cuillère à soupe d'huile d'olive dans un mixeur. Couvrir et mélanger jusqu'à consistance crémeuse, en arrêtant de racler les côtés au besoin et en ajoutant plus d'huile d'olive, 1 cuillère à soupe à la fois, jusqu'à ce que tout ¼ de tasse soit utilisé et que le beurre soit très mou ; mettre de côté.

3. Mélangez les courgettes, la ciboulette, l'ail, le zeste de citron et 2 cuillères à café de gingembre dans un grand bol. Ajouter le poulet haché; bien mélanger. Façonner le mélange de poulet en quatre galettes de ½ pouce d'épaisseur.

4. Pour un gril au charbon de bois ou au gaz, placez les steaks sur une grille graissée directement à feu moyen. Couvrir et griller de 14 à 16 minutes ou jusqu'à ce qu'ils soient cuits (165 °F), en retournant une fois à mi-cuisson.

5. Pendant ce temps, pour la sauce, faites chauffer l'huile d'olive à feu moyen dans une petite poêle. Ajouter les échalotes et 1 cuillère à soupe de gingembre; cuire à feu moyen-vif pendant 2 minutes ou jusqu'à ce que les échalotes ramollissent. Ajoutez ½ tasse de beurre de cajou (conservez les restes de beurre de cajou au réfrigérateur jusqu'à 1 semaine), l'huile de piment, le jus de citron vert et la poudre de cinq épices. Cuire encore 2 minutes. Retirer du feu.

6. Servez les steaks sur les feuilles de laitue. Arroser de sauce.

ROULEAUX DE POULET TURCS

LES PREPARATIFS:25 minutes de repos : 15 minutes d'ébullition : 8 minutes pour : 4 à 6 portions

« BAHARAT » SIGNIFIE SIMPLEMENT « EPICE » EN ARABE.ÉPICE POLYVALENTE DANS LA CUISINE DU MOYEN-ORIENT, ELLE EST SOUVENT UTILISEE COMME ASSAISONNEMENT SUR LE POISSON, LA VOLAILLE ET LA VIANDE OU MELANGEE A DE L'HUILE D'OLIVE ET UTILISEE COMME MARINADE VEGETALE. LA COMBINAISON D'EPICES CHAUDES ET DOUCES COMME LA CANNELLE, LE CUMIN, LA CORIANDRE, LE CLOU DE GIROFLE ET LE PAPRIKA LE REND TRES AROMATIQUE. L'AJOUT DE MENTHE SECHEE EST UNE TOUCHE TURQUE.

- ⅓ tasse d'abricots secs non mûrs hachés
- ⅓ tasse de figues séchées hachées
- 1 cuillère à soupe d'huile de coco non raffinée
- 1 1/2 livre de poitrine de poulet hachée
- 3 tasses de poireaux tranchés (parties blanches et vert clair uniquement) (3)
- ⅔ d'un poivron vert et/ou rouge moyen, tranché finement
- 2 cuillères à soupe d'épices Baharat (voir ordonnance, sous)
- 2 gousses d'ail, hachées
- 1 tasse de tomates épépinées hachées (2 moyennes)
- 1 tasse de concombre haché et épépiné (½ de la moitié)
- ½ tasse de pistaches décortiquées non salées hachées, grillées (voir conseil)
- ¼ tasse de menthe fraîche hachée
- ¼ tasse de persil frais haché
- 8 à 12 grandes feuilles de laitue pommée au beurre ou Bibb

1. Placez les abricots et les figues dans un petit bol. Ajouter ⅔ tasse d'eau bouillante; laisser reposer 15 minutes. Égoutter en réservant ½ tasse de liquide.

2. Pendant ce temps, faites chauffer l'huile de coco à feu moyen dans une très grande poêle. Ajouter le poulet haché; cuire 3 minutes en remuant avec une cuillère en bois pour briser la viande pendant la cuisson. Ajouter les poireaux, le paprika, les épices baharat et l'ail; cuire et remuer environ 3 minutes ou jusqu'à ce que le poulet soit bien cuit et que le poivre soit juste tendre. Ajouter les abricots, les figues, le liquide réservé, les tomates et le concombre. Cuire et remuer pendant environ 2 minutes ou jusqu'à ce que les tomates et le concombre commencent à se décomposer. Incorporer les pistaches, la menthe et le persil.

3. Servir le poulet et les légumes dans des feuilles de salade.

Assaisonnement Baharat : Mélangez 2 cuillères à soupe de paprika doux dans un petit bol ; 1 cuillère à soupe de poivre noir ; 2 cuillères à café de menthe séchée finement hachée ; 2 cuillères à café de cumin moulu ; 2 cuillères à café de coriandre moulue ; 2 cuillères à café de cannelle moulue ; 2 cuillères à café de clous de girofle moulus ; 1 cuillère à café de muscade moulue ; et 1 cuillère à café de cardamome moulue. Conserver dans un récipient bien fermé à température ambiante. Donne environ ½ tasse.

POULES ESPAGNOLES DE CORNOUAILLES

LES PREPARATIFS:10 minutes Cuisson : 30 minutes Rôtissage : 6 minutes Donne : 2 à 3 portions

CETTE RECETTE NE POURRAIT PAS ETRE PLUS SIMPLE- ET LE RESULTAT EST ABSOLUMENT FANTASTIQUE. DE GENEREUSES QUANTITES DE PAPRIKA FUME, D'AIL ET DE CITRON DONNENT UNE GRANDE SAVEUR A CES PETITS OISEAUX.

- 2 1/2 livres de poules de Cornouailles, décongelées si congelées
- 1 cuillère à soupe d'huile d'olive
- 6 gousses d'ail, émincées
- 2-3 cuillères à soupe de paprika doux fumé
- ¼ à ½ cuillère à café de poivre de Cayenne (facultatif)
- 2 citrons, coupés en quartiers
- 2 cuillères à soupe de persil frais haché (facultatif)

1. Préchauffer le four à 375°F. Pour couper les poulets en quartiers, utilisez des ciseaux de cuisine ou un couteau bien aiguisé pour couper les deux côtés de la fine colonne vertébrale. Papillonnez l'oiseau et coupez la poule en deux sur le sternum. Retirez le dos en coupant la peau et la viande en séparant les cuisses de la poitrine. Gardez l'aile et la poitrine intactes. Frottez l'huile d'olive sur les morceaux de poule de Cornouailles. Saupoudrer d'ail émincé.

2. Placez les morceaux de poulet, peau vers le haut, dans un très grand plat allant au four. Saupoudrer de paprika fumé et de poivre de Cayenne. Presser les quartiers de citron sur le poulet; ajouter le zeste de citron dans la poêle.

Retourner les morceaux de poulet côté peau vers le bas dans la poêle. Couvrir et cuire 30 minutes. Retirez la casserole du four.

3. Préchauffez le gril. Retournez les morceaux avec des pinces. Ajustez la grille du four. Rôtir à 4 à 5 pouces du feu pendant 6 à 8 minutes jusqu'à ce que la peau soit dorée et que le poulet soit bien cuit (175 °F). Arrosez de jus de cuisson. Si désiré, saupoudrez de persil.

POULES DE CORNOUAILLES ROTIES A LA PISTACHE AVEC SALADE DE ROQUETTE, ABRICOT ET FENOUIL

LES PREPARATIFS : 30 minutes Froid : 2 à 12 heures Rôti : 50 minutes Repos : 10 minutes
Donne : 8 portions

UN PESTO DE PISTACHE CONFECTIONNEAVEC DU PERSIL, DU THYM, DE L'AIL, DU ZESTE D'ORANGE, DU JUS D'ORANGE ET DE L'HUILE D'OLIVE, IL EST FARCI SOUS LA PEAU DE CHAQUE OISEAU AVANT D'ETRE MARINE.

- 4 poules de Cornouailles de 20 à 24 onces
- 3 dl de pistaches crues
- 2 cuillères à soupe de persil italien frais haché (feuille plate).
- 1 cuillère à soupe de thym haché
- 1 grosse gousse d'ail, hachée finement
- 2 cuillères à café de zeste d'orange finement haché
- 2 cuillères à soupe de jus d'orange frais
- ¾ tasse d'huile d'olive
- 2 gros oignons, tranchés finement
- ½ tasse de jus d'orange frais
- 2 cuillères à soupe de jus de citron frais
- ¼ cuillère à café de poivre noir fraîchement moulu
- ¼ cuillère à café de moutarde sèche
- 2 paquets de 5 onces de roquette
- 1 gros bulbe de fenouil, finement émietté
- 2 cuillères à soupe de feuilles de fenouil hachées
- 4 abricots dénoyautés et coupés en fines tranches

1. Rincer l'intérieur des cavités des poules de Cornouailles. Attachez les jambes ensemble avec de la ficelle de cuisine

100 % coton. Rentrez vos ailes sous votre corps ; mettre de côté.

2. Mélangez les pistaches, le persil, le thym, l'ail, le zeste d'orange et le jus d'orange dans un robot culinaire ou un mélangeur. Mélanger jusqu'à ce qu'une pâte grossière se forme. Pendant que le robot est en marche, ajoutez ¼ tasse d'huile d'olive en un filet lent et régulier.

3. À l'aide de vos doigts, détachez la peau sur le côté d'une poitrine de poulet pour créer une poche. Étalez uniformément un quart du mélange de pistaches sous la peau. Répéter avec le reste du mélange de poulet et de pistaches. Étalez l'oignon émincé au fond de la poêle; placer la poitrine de poulet vers le haut sur les oignons. Couvrir et réfrigérer pendant 2 à 12 heures.

4. Préchauffer le four à 425°F. Rôtir le poulet pendant 30 à 35 minutes ou jusqu'à ce qu'un thermomètre à lecture instantanée inséré à l'intérieur du muscle de la cuisse enregistre 175°F.

5. Pendant ce temps, pour l'assaisonnement, mélanger le jus d'orange, le jus de citron, le poivre et la moutarde dans un petit bol. Bien mélanger. Ajoutez la ½ tasse d'huile d'olive restante en un filet lent et régulier, en fouettant constamment.

6. Pour la salade, mélanger la roquette, le fenouil, les feuilles de fenouil et les abricots dans un grand bol. Arroser légèrement de vinaigrette; lancez bien. Réservez une vinaigrette supplémentaire à d'autres fins.

7. Retirez les poulets du four. Couvrir sans serrer de papier d'aluminium et laisser reposer 10 minutes. Pour servir, répartir la salade uniformément dans huit assiettes de service. Coupez les poulets en deux dans le sens de la longueur. mettez les moitiés de poulet sur les salades. Sers immédiatement.

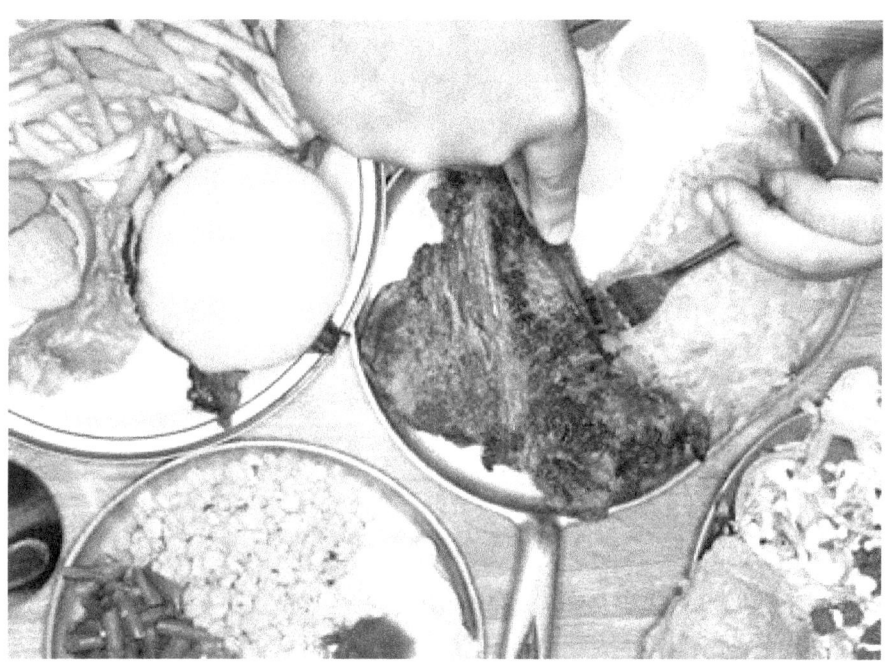

MAGRET DE CANARD AVEC SALADE DE GRENADE ET JICAMA

LES PREPARATIFS:15 minutes de préparation : 15 minutes pour : 4 portions

POUR DECOUPER UN MOTIF EN LOSANGEARROSER LES MAGRETS DE CANARD LIBERE LE GRAS AU FUR ET A MESURE QUE LES MAGRETS ASSAISONNES DE GARAM MASALA CUISENT. LE JUS DE CUISSON EST COMBINE AVEC DU JICAMA, DES GRAINES DE GRENADE, DU JUS D'ORANGE ET DU BOUILLON DE BŒUF ET ASSAISONNE DE GRAINS DE POIVRE VERT POUR LES FLETRIR UN PEU.

- 4 magrets de canard de Barbarie désossés (1½ à 2 livres au total)
- 1 cuillère à soupe de garam masala
- 1 cuillère à soupe d'huile de coco non raffinée
- 2 tasses de jicama pelé, coupé en dés
- ½ tasse de graines de grenade
- ¼ tasse de jus d'orange frais
- ¼ tasse de bouillon de bœuf (voir_ordonnance_) ou bouillon de viande sans ajout de sel
- 3 dl de cresson, les tiges enlevées
- 3 dl d'endives belges frisées râpées et/ou tranchées finement

1. À l'aide d'un couteau bien aiguisé, faites des coupes peu profondes en forme de losange dans la graisse du magret de canard à intervalles de 1 pouce. Saupoudrer les deux côtés des moitiés de poitrine avec le garam masala. Chauffer une très grande poêle à feu moyen. Faites fondre l'huile de coco dans la poêle chaude. Placez les moitiés de poitrine, côté peau vers le bas, dans la poêle. Cuire 8 minutes, côté peau vers le bas, en prenant soin de ne pas dorer trop vite (baisser le feu si nécessaire). Retourner les

magrets de canard; cuire 5 à 6 minutes de plus ou jusqu'à ce qu'un thermomètre à lecture instantanée inséré dans les moitiés de poitrine enregistre 145 °F pour le milieu. Retirer les moitiés de poitrine et réserver le jus de cuisson dans la poêle; couvrir de papier d'aluminium pour garder au chaud.

2. Pour l'assaisonnement, ajoutez le jicama au jus de cuisson; cuire et remuer pendant 2 minutes à feu moyen. Ajoutez les graines de grenade, le jus d'orange et le bouillon de bœuf dans la poêle. Cuit; retirer immédiatement du feu.

3. Pour la salade, mélanger le cresson et la frisée dans un grand bol. Versez la vinaigrette chaude sur les légumes; mélanger pour enrober.

4. Répartissez la salade dans quatre assiettes. Tranchez finement les magrets de canard et disposez-les sur les salades.

STEAKS GRILLES AVEC HACHIS DE LEGUMES-RACINES RAPES

LES PREPARATIFS : 20 minutes de repos : 20 minutes de grill : 10 minutes de repos : 5 minutes pour : 4 portions

LES STEAKS ONT UNE TEXTURE TRES TENDRE, ET LA PETITE BANDE DE GRAISSE D'UN COTE DU STEAK DEVIENT CROUSTILLANTE ET FUMEE SUR LE GRIL. MES REFLEXIONS SUR LA GRAISSE ANIMALE ONT CHANGE DEPUIS MON PREMIER LIVRE. SI VOUS RESPECTEZ LES PRINCIPES DE BASE DU REGIME PALEO® ET LIMITEZ LES GRAISSES SATUREES A 10 A 15 % DE VOS CALORIES QUOTIDIENNES, VOUS N'AUGMENTEREZ PAS VOTRE RISQUE DE MALADIE CARDIAQUE. EN FAIT, LE CONTRAIRE POURRAIT ETRE VRAI. DE NOUVELLES INFORMATIONS SUGGERENT QU'UN TAUX ELEVE DE CHOLESTEROL LDL POURRAIT EN FAIT REDUIRE L'INFLAMMATION SYSTEMIQUE, QUI CONSTITUE UN FACTEUR DE RISQUE DE MALADIE CARDIAQUE.

- 3 cuillères à soupe d'huile d'olive extra vierge
- 2 cuillères à soupe de raifort frais râpé
- 1 cuillère à café de zeste d'orange finement haché
- ½ cuillère à café de cumin moulu
- ½ cuillère à café de poivre noir
- 4 steaks (également appelés haut de longe), coupés d'environ 1 pouce d'épaisseur
- 2 panais moyens, pelés
- 1 grosse patate douce, pelée
- 1 navet moyen, pelé
- 1 ou 2 échalotes finement hachées
- 2 gousses d'ail, hachées
- 1 cuillère à soupe de thym frais haché

1. Dans un petit bol, mélangez 1 cuillère à soupe d'huile, le raifort, le zeste d'orange, le cumin et ¼ cuillère à café de paprika. Répartir le mélange sur les steaks; couvrir et laisser reposer à température ambiante pendant 15 minutes.

2. Pendant la cuisson du hachis, râpez les panais, les patates douces et les navets à l'aide d'une râpe ou d'un robot culinaire équipé d'une lame à râper. Placer les légumes hachés dans un grand bol; ajouter l'échalote(s). Dans un petit bol, mélanger les 2 cuillères à soupe d'huile restantes, le ¼ de cuillère à café de poivre, l'ail et le thym restants. Assaisonner de légumes; remuer pour bien mélanger. Pliez un morceau de film épais de 36 × 18 pouces en deux pour obtenir une double épaisseur de film mesurant 18 × 18 pouces. Placer le mélange de légumes au centre du papier d'aluminium; rassemblez les bords opposés du papier d'aluminium et scellez avec un double pli. Pliez les bords restants pour enfermer complètement les légumes, laissant ainsi la place à la vapeur de se former.

3. Pour un gril au charbon de bois ou au gaz, placez les steaks et les sachets de papier d'aluminium directement sur le gril à feu moyen. Couvrir et griller les steaks pendant 10 à 12 minutes pour une cuisson mi-saignante (145°F) ou 12 à 15 minutes pour une cuisson moyenne (160°F), en les retournant une fois à mi-cuisson. Griller le paquet pendant 10 à 15 minutes ou jusqu'à ce que les légumes soient tendres. Laissez les steaks reposer 5 minutes pendant que les légumes finissent de cuire. Répartir le

hachis de légumes dans quatre assiettes de service; garnir de boulettes de viande.

PURÉE ASIATIQUE DE BOEUF ET LÉGUMES

LES PRÉPARATIFS: 30 minutes de préparation : 15 minutes pour : 4 portions

LA POUDRE AUX CINQ ÉPICES EST UN MÉLANGE D'ÉPICES SANS SELLARGEMENT UTILISÉ DANS LA CUISINE CHINOISE. IL SE COMPOSE À PARTS ÉGALES DE CANNELLE MOULUE, DE CLOUS DE GIROFLE, DE GRAINES DE FENOUIL, D'ANIS ÉTOILÉ ET DE GRAINS DE POIVRE DU SICHUAN.

- 1½ livre de steak de surlonge désossé ou de steak rond désossé, coupé à 1 pouce d'épaisseur
- 1½ cuillère à café de poudre de cinq épices
- 3 cuillères à soupe d'huile de coco raffinée
- 1 petit oignon rouge, coupé en fines tranches
- 1 botte d'asperges (environ 12 onces), parées et coupées en morceaux de 3 pouces
- 1½ dl de carottes oranges et/ou jaunes coupées en julienne
- 4 gousses d'ail, émincées
- 1 cuillère à café de zeste d'orange finement haché
- ¼ tasse de jus d'orange frais
- ¼ tasse de bouillon de bœuf (voir_ordonnance_) ou bouillon de viande sans ajout de sel
- ¼ tasse de vinaigre de vin blanc
- ¼ à ½ cuillère à café de poivron rouge broyé
- 8 dl de chou haché grossièrement
- ½ tasse d'amandes effilées ou de noix de cajou non salées, hachées grossièrement et grillées (voir conseils, page 57)

1. Si vous le souhaitez, congelez partiellement la viande pour la trancher plus facilement (environ 20 minutes). Coupez le bœuf en tranches très fines. Dans un grand bol, mélanger le bœuf et la poudre aux cinq épices. Faites chauffer 1 cuillère à soupe d'huile de noix de coco à feu

moyen-vif dans un grand wok ou une très grande poêle. Ajouter la moitié du bœuf; cuire et remuer pendant 3 à 5 minutes ou jusqu'à ce qu'ils soient dorés. Transférez la viande dans un bol. Répétez avec le reste de la viande et encore 1 cuillère à soupe d'huile. Transférez la viande dans le bol avec l'autre viande cuite.

2. Ajoutez 1 cuillère à soupe d'huile restante dans le même wok. Ajouter l'oignon; cuire et remuer pendant 3 minutes. Ajouter les asperges et les carottes; cuire et remuer pendant 2 à 3 minutes ou jusqu'à ce que les légumes soient tendres et croustillants. Ajouter l'ail; cuire et remuer encore 1 minute.

3. Pour la sauce, mélanger le zeste d'orange, le jus d'orange, le bouillon de bœuf, le vinaigre et le poivron rouge broyé dans un petit bol. Ajouter la sauce et toute la viande avec le jus dans un bol aux légumes du wok. Cuire et remuer pendant 1 à 2 minutes ou jusqu'à ce que le tout soit bien chaud. Utilisez une écumoire pour transférer les légumes à base de viande dans un grand bol. Couvrir pour rester au chaud.

4. Cuire la sauce à découvert à feu moyen pendant 2 minutes. Ajouter le chou; cuire et remuer pendant 1 à 2 minutes ou jusqu'à ce que le chou soit juste fané. Répartissez le chou et le jus de cuisson éventuel dans quatre assiettes de service. Couvrir uniformément du mélange de viande. Saupoudrer de noix.

FILETS DE CITRON AVEC SAUCE ASIATIQUE ET SALADE DE CHOU

MOUILLÉ:1 heure Préparation : 40 minutes Grill : 13 minutes Repos : 10 minutes Donne : 4 portions.

LE CHOU NAPA EST PARFOIS APPELÉ CHOU CHINOIS.IL A DE BELLES FEUILLES FROISSÉES DE COULEUR CRÈME AVEC DES POINTES JAUNE-VERT VIF. IL A UNE SAVEUR ET UNE TEXTURE DÉLICATES – TRÈS DIFFÉRENTES DES FEUILLES CIREUSES DU CHOU – ET, SANS SURPRISE, IL EST NATUREL DANS LES PLATS DE STYLE ASIATIQUE.

1 grande planche de cèdre
¼ once de champignons shiitake séchés
¼ tasse d'huile de noix
2 cuillères à café de gingembre frais finement haché
2 cuillères à café de piment haché
1 cuillère à café de grains de poivre de Sichuan broyés
¼ cuillère à café de poudre de cinq épices
4 gousses d'ail, émincées
4 steaks de surlonge de 4 à 5 onces, coupés de ¾ à 1 pouce d'épaisseur
salade de chou asiatique (voir ordonnance, sous)

1. Mettez la planche à griller dans l'eau. alourdir et laisser tremper pendant au moins 1 heure.

2. Pendant ce temps, pour la crème asiatique, versez de l'eau bouillante dans un petit bol sur les champignons shiitake séchés ; Laisser agir 20 minutes pour s'hydrater. Égouttez les champignons et placez-les dans un robot culinaire. Ajouter l'huile de noix, le gingembre, le poivron rouge broyé, les grains de poivre du Sichuan, la poudre de cinq épices et l'ail. Couvrir et mélanger jusqu'à ce que les

champignons soient broyés et que les ingrédients soient combinés ; mettre de côté.

3. Videz la plaque du gril. Pour un gril au charbon de bois, disposez des charbons à feu moyen autour du périmètre du gril. Placez la planche sur la grille du gril directement au-dessus des braises. Couvrir et griller pendant 3 à 5 minutes ou jusqu'à ce que la table commence à crépiter et à fumer. Placez les steaks sur les grilles du gril directement au-dessus des braises ; griller pendant 3 à 4 minutes ou jusqu'à ce qu'ils soient bien cuits. Transférer les steaks à bord avec les côtés frits vers le haut. Placez la planche au centre du gril. Répartissez les nouilles asiatiques sur les steaks. Couvrir et griller pendant 10 à 12 minutes ou jusqu'à ce qu'un thermomètre à lecture instantanée inséré horizontalement dans les galettes indique 130 ° F. (Pour un gril à gaz, préchauffer le gril. Réduire le feu à moyen. Placer la planche égouttée sur le gril ; couvrir et griller 3 à 5 minutes ou jusqu'à ce que la table commence à crépiter et à fumer. Placer les steaks sur le gril pendant 3 à 4 minutes ou jusqu'à ce qu'ils soient transférés sur la planche, côtés saisis vers le haut. Ajustez le gril pour une cuisson indirecte ; placez la planche de steaks sur la cuisinière éteinte. Répartir la salade de chou sur les steaks. Couvrir et griller pendant 10 à 12 minutes ou jusqu'à ce qu'un thermomètre à lecture instantanée inséré horizontalement dans les galettes indique 130 °F.) Ajustez le gril pour une cuisson indirecte ; placez la planche de steaks sur la cuisinière éteinte. Répartir la salade de chou sur les steaks. Couvrir et griller pendant 10 à 12 minutes ou jusqu'à ce qu'un thermomètre à lecture instantanée inséré horizontalement dans les galettes

indique 130 °F.) Ajustez le gril pour une cuisson indirecte ; placez la planche de steaks sur la cuisinière éteinte. Répartir la salade de chou sur les steaks. Couvrir et griller pendant 10 à 12 minutes ou jusqu'à ce qu'un thermomètre à lecture instantanée inséré horizontalement dans les galettes indique 130 °F.)

4. Retirez les steaks du gril. Couvrir légèrement les steaks de papier d'aluminium; laisser reposer 10 minutes. Couper les steaks en tranches de ¼ de pouce d'épaisseur. Servir le steak sur une salade de chou asiatique.

Salade de chou asiatique : Dans un grand bol, mélanger 1 chou Napa moyen, tranché finement ; 1 tasse de chou rouge haché ; 2 carottes pelées et coupées en julienne ; 1 poivron rouge ou jaune épépiné et tranché très finement ; 4 échalotes, tranchées finement ; 1 à 2 piments serrano, épépinés et hachés (voir conseil); 2 cuillères à soupe de coriandre hachée ; et 2 cuillères à soupe de menthe hachée. Pour la vinaigrette, mélangez 3 cuillères à soupe de jus de citron vert frais, 1 cuillère à soupe de gingembre frais râpé, 1 gousse d'ail émincée et ⅛ cuillère à café de poudre de cinq épices dans un robot culinaire ou un mélangeur. Couvrir et mélanger jusqu'à consistance lisse. Pendant que le robot est en marche, ajoutez progressivement ½ tasse d'huile de noix et mélangez jusqu'à consistance lisse. Ajouter 1 échalote tranchée finement à la vinaigrette. Saupoudrer de salade de chou et mélanger pour bien enrober.

STEAKS TRI-TIP SAUTÉS AVEC PEPERONATA DE CHOU-FLEUR

LES PRÉPARATIFS : 25 minutes de préparation : 25 minutes pour : 2 portions

LA PEPERATA EST TRADITIONNELLEMENT UN RAGÙ MIJOTÉ DE POIVRONS AVEC OIGNONS, AIL ET HERBES AROMATIQUES. CETTE VERSION SAUTÉE RAPIDEMENT, RELEVÉE AVEC DU CHOU-FLEUR, SERT À LA FOIS DE FRIANDISE ET DE PLAT D'ACCOMPAGNEMENT.

- 2 steaks à trois pointes de 4 à 6 onces, coupés de ¾ à 1 pouce d'épaisseur
- ¾ cuillère à café de poivre noir
- 2 cuillères à soupe d'huile d'olive extra vierge
- 2 poivrons rouges et/ou jaunes, épépinés et tranchés
- 1 échalote, tranchée finement
- 1 cuillère à café d'assaisonnement méditerranéen (voir <u>ordonnance</u>)
- 2 dl de petits bouquets de chou-fleur
- 2 cuillères à soupe de vinaigre balsamique
- 2 cuillères à café de thym frais haché

1. Séchez les steaks avec du papier absorbant. Saupoudrer les steaks de ¼ cuillère à café de poivre noir. Faites chauffer 1 cuillère à soupe d'huile dans une grande poêle à feu moyen. Ajouter les steaks dans la poêle; réduire le feu à moyen. Cuire les steaks de 6 à 9 minutes pour une cuisson mi-saignante (145°F), en les retournant de temps en temps. (Si la viande brunit trop rapidement, réduisez le feu.) Retirez les steaks de la poêle; couvrir légèrement de papier d'aluminium pour garder au chaud.

2. Pour la peperonata, ajoutez 1 cuillère à soupe d'huile restante dans la poêle. Ajoutez les poivrons et les

échalotes. Saupoudrer de vinaigrette méditerranéenne. Cuire à feu moyen pendant environ 5 minutes ou jusqu'à ce que les poivrons soient ramollis, en remuant de temps en temps. Ajoutez le chou-fleur, le vinaigre balsamique, le thym et la ½ cuillère à café de poivre noir restante. Couvrir et cuire 10 à 15 minutes ou jusqu'à ce que le chou-fleur soit tendre, en remuant de temps en temps. Remettez les steaks dans la poêle. Versez le mélange de peperonata sur les steaks. Sers immédiatement.

STEAKS DE FER PLAT AU POIVRE AVEC SAUCE AUX CHAMPIGNONS ET À LA DIJON

LES PRÉPARATIFS:15 minutes de préparation : 20 minutes pour : 4 portions

CE STEAK D'INSPIRATION FRANÇAISE AVEC SAUCE AUX CHAMPIGNONSIL PEUT ÊTRE SUR LA TABLE EN UN PEU PLUS DE 30 MINUTES, CE QUI EN FAIT UN EXCELLENT CHOIX POUR UN REPAS RAPIDE AU QUOTIDIEN.

STEAKS

- 3 cuillères à soupe d'huile d'olive extra vierge
- 1 livre de petites pointes d'asperges, coupées
- 4 steaks de fer plat de 6 onces (omoplate de bœuf désossée)*
- 2 cuillères à soupe de romarin frais haché
- 1½ cuillères à café de poivre noir moulu

SAUCE

- 8 onces de champignons frais tranchés
- 2 gousses d'ail, hachées
- ½ tasse de bouillon de bœuf (voir <u>ordonnance</u>)
- ¼ verre de vin blanc sec
- 1 cuillère à soupe de moutarde de Dijon (voir <u>ordonnance</u>)

1. Faites chauffer 1 cuillère à soupe d'huile à feu moyen-vif dans une grande poêle. Ajouter les asperges; cuire 8 à 10 minutes ou jusqu'à ce qu'ils soient croustillants, en retournant les brochettes de temps en temps pour éviter de brûler. Transférer les asperges dans une assiette; couvrir de papier d'aluminium pour garder au chaud.

2. Saupoudrer les steaks de romarin et de poivre ; frotter avec les doigts. Faites chauffer les 2 cuillères à soupe d'huile restantes dans la même poêle à feu moyen. Ajouter les steaks; réduire le feu à moyen. Cuire 8 à 12 minutes pour une cuisson mi-saignante (145°F), en retournant la viande de temps en temps. (Si la viande dore trop rapidement, baissez le feu.) Retirez la viande de la poêle en réservant le jus de cuisson. Couvrir les steaks de papier d'aluminium pour les garder au chaud.

3. Pour la sauce, ajouter les champignons et l'ail au jus de cuisson; cuire jusqu'à ce qu'il soit tendre, en remuant de temps en temps. Ajouter le bouillon, le vin et la moutarde au Dijon. Cuire à feu moyen en grattant les morceaux dorés au fond de la casserole. Cuit; cuire encore 1 minute.

4. Répartissez les asperges dans quatre assiettes. Garnir de steaks; verser la sauce sur les steaks.

*Remarque : si vous ne trouvez pas de steaks plats de 6 onces, achetez deux steaks de 8 à 12 onces et coupez-les en deux pour faire quatre steaks.

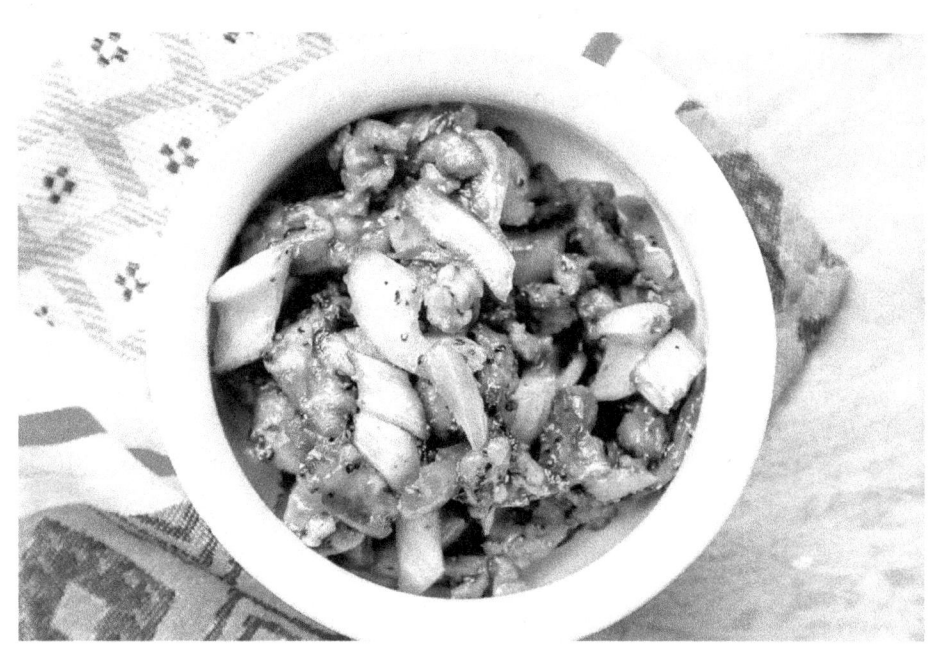

STEAKS DE FER PLAT GRILLÉS AVEC OIGNONS CHIPOTLE CARAMÉLISÉS ET SAUCE SALSA

LES PRÉPARATIFS:30 minutes Mariner : 2 heures Cuisson : 20 minutes Refroidissement : 20 minutes Griller : 45 minutes Pour : 4 portions

LE STEAK DE FER PLAT EST RELATIVEMENT NOUVEAUCUT A ÉTÉ DÉVELOPPÉ IL Y A SEULEMENT QUELQUES ANNÉES. SCULPTÉ DANS LA PARTIE SAVOUREUSE DU MANDRIN PRÈS DE L'OMOPLATE, IL EST ÉTONNAMMENT TENDRE ET A UN GOÛT BEAUCOUP PLUS CHER QU'IL NE L'EST EN RÉALITÉ, CE QUI EXPLIQUE PROBABLEMENT SA POPULARITÉ CROISSANTE.

STEAKS

⅓ tasse de jus de citron vert frais

¼ tasse d'huile d'olive extra vierge

¼ tasse de coriandre hachée grossièrement

5 gousses d'ail, émincées

4 steaks de fer plat de 6 onces (épaule de bœuf désossée).

SALADE EN SAUCE

1 concombre (anglais) sans pépins (pelé si désiré), coupé en dés

1 tasse de tomates cerises en quartiers

½ tasse d'oignon rouge coupé en dés

½ tasse de coriandre hachée grossièrement

1 piment poblano, épépiné et coupé en dés (voir conseil)

1 jalapeño, épépiné et finement haché (voir conseil)

3 cuillères à soupe de jus de citron vert frais

2 cuillères à soupe d'huile d'olive extra vierge

OIGNONS CARAMÉLISÉS

2 cuillères à soupe d'huile d'olive extra vierge

2 gros oignons doux (comme Maui, Vidalia, Texas Sweet ou Walla Walla)
½ cuillère à café de piment chipotle moulu

1. Pour les steaks, placez les steaks dans un sac en plastique refermable dans un plat peu profond ; mettre de côté. Dans un petit bol, mélanger le jus de citron vert, l'huile, la coriandre et l'ail ; verser sur les steaks en sac. Sac de scellage ; tournez-vous vers le manteau. Laisser mariner au réfrigérateur pendant 2 heures.

2. Pour la salade, mélanger les concombres, les tomates, l'oignon, la coriandre, le poblano et le jalapeño dans un grand bol. Rouler pour combiner. Pour la vinaigrette, fouettez ensemble le jus de citron vert et l'huile d'olive dans un petit bol. Versez la vinaigrette sur les légumes; mélanger pour enrober. Couvrir et mettre au réfrigérateur jusqu'au moment de servir.

3. Pour les oignons, préchauffez le four à 200°C. Badigeonner l'intérieur d'une cocotte avec un peu d'huile d'olive; mettre de côté. Coupez l'oignon en deux dans le sens de la longueur, retirez la peau, puis coupez-le en tranches de ¼ de pouce d'épaisseur. Dans la cocotte, mélanger le reste de l'huile d'olive, l'oignon et le piment chipotle. Couvrir et cuire 20 minutes. Découvrez et laissez refroidir environ 20 minutes.

4. Placez les oignons refroidis dans un sac à grillades ou enveloppez-les dans du papier d'aluminium double épaisseur. Percez le haut de la feuille à plusieurs endroits avec une pique à brochette.

5. Pour un gril au charbon de bois, disposez des charbons moyennement ardents autour du périmètre du gril.

Essayez un feu moyen au-dessus du centre du gril. Placez le paquet au centre du gril. Couvrir et griller pendant environ 45 minutes ou jusqu'à ce que l'oignon soit tendre et de couleur ambrée. (Pour un gril à gaz, préchauffer le gril. Réduire le feu à moyen. Ajuster pour une cuisson indirecte. Placer l'emballage sur un brûleur éteint. Couvrir et griller comme indiqué.)

6. Retirez les steaks de la marinade. jeter la marinade. Pour un gril au charbon de bois ou au gaz, placez les steaks directement sur le gril à feu moyen. Couvrir et griller 8 à 10 minutes ou jusqu'à ce qu'un thermomètre à lecture instantanée inséré horizontalement dans les galettes indique 135 °F, en les retournant une fois. Placer les steaks sur une assiette, couvrir légèrement de papier d'aluminium et laisser reposer 10 minutes.

7. Pour servir, répartissez la sauce dans quatre assiettes de service. Placer un steak dans chaque assiette et garnir d'un tas d'oignons caramélisés. Sers immédiatement.

Instructions préliminaires : La salade trempette peut être préparée et réfrigérée jusqu'à 4 heures avant de servir.

FAUX-FILET GRILLÉ À LA CIBOULETTE ET AU "BEURRE" À L'AIL.

LES PRÉPARATIFS : 10 minutes de cuisson : 12 minutes de refroidissement : 30 minutes de grillage : 11 minutes de préparation : 4 portions

LA CHALEUR DES STEAKS FRAÎCHEMENT SORTIS DU FOUR FONDLES MONTICULES D'OIGNONS CARAMÉLISÉS, D'AIL ET D'HERBES SUSPENDUS DANS UN SAVOUREUX MÉLANGE D'HUILE DE NOIX DE COCO ET D'HUILE D'OLIVE.

2 cuillères à soupe d'huile de coco non raffinée

1 petit oignon, coupé en deux et tranché très finement (environ ¾ tasse)

1 gousse d'ail, tranchée très finement

2 cuillères à soupe d'huile d'olive extra vierge

1 cuillère à soupe de persil frais haché

2 cuillères à café de thym frais, de romarin et/ou d'origan hachés

4 steaks de faux-filet de 8 à 10 onces, coupés à 1 pouce d'épaisseur

½ cuillère à café de poivre noir fraîchement moulu

1. Faites fondre l'huile de coco à feu doux dans une poêle de taille moyenne. Ajouter l'oignon; cuire 10 à 15 minutes ou jusqu'à ce qu'il soit légèrement coloré, en remuant de temps en temps. Ajouter l'ail; cuire 2 à 3 minutes de plus ou jusqu'à ce que les oignons soient dorés, en remuant de temps en temps.

2. Transférez le mélange d'oignons dans un petit bol. Mélanger avec l'huile d'olive, le persil et le thym. Réfrigérer, à découvert, pendant 30 minutes ou jusqu'à ce que le mélange soit suffisamment ferme pour tenir une fois versé, en remuant de temps en temps.

3. Pendant ce temps, saupoudrez les steaks de poivre. Pour un gril au charbon de bois ou au gaz, placez les steaks directement sur le gril à feu moyen. Couvrir et griller pendant 11 à 15 minutes pour une cuisson mi-saignante (145°F) ou 14 à 18 minutes pour une cuisson moyenne (160°F), en retournant une fois à mi-cuisson.

4. Pour servir, placez chaque steak sur un plat de service. Versez immédiatement le mélange d'oignons uniformément sur les steaks.

SALADE DE FAUX-FILET AUX BETTERAVES GRILLÉES

LES PRÉPARATIFS:20 minutes grill : 55 minutes repos : 5 minutes pour : 4 portions

LA SAVEUR TERREUSE DE LA BETTERAVE SE MARIE À MERVEILLEAVEC LA DOUCEUR DES ORANGES - ET LES PACANES GRILLÉES AJOUTENT UN PEU DE CROQUANT À CETTE SALADE DE PLAT PRINCIPAL PARFAITE POUR MANGER DEHORS PAR UNE CHAUDE NUIT D'ÉTÉ.

- 1 livre d'or moyen et/ou de betterave rouge, pelées, parées et coupées en quartiers
- 1 petit oignon, coupé en fines tranches
- 2 brins de thym frais
- 1 cuillère à soupe d'huile d'olive extra vierge
- Poivre noir moulu
- 2 steaks de faux-filet désossés de 8 onces, coupés à ¾ de pouce d'épaisseur
- 2 gousses d'ail, coupées en deux
- 2 cuillères à soupe d'assaisonnement méditerranéen (voir ordonnance)
- 6 tasses de mesclun
- 2 oranges, pelées, divisées et hachées grossièrement
- ½ tasse de pacanes hachées, grillées (voir conseil)
- ½ tasse de vinaigrette aux agrumes brillante (voir ordonnance)

1. Disposez les brins de betterave, d'oignon et de thym dans un plat allant au four. Arroser d'huile et mélanger; saupoudrer légèrement de poivre noir moulu. Pour un gril à charbon ou à gaz, placez la poêle au centre du gril. Couvrir et griller de 55 à 60 minutes ou jusqu'à ce qu'ils soient tendres lorsqu'on les perce avec un couteau, en remuant de temps en temps.

2. Pendant ce temps, frottez les deux côtés des steaks avec les côtés coupés de l'ail; saupoudrer de vinaigrette méditerranéenne.

3. Déplacez les betteraves du centre du gril pour faire de la place aux steaks. Ajoutez les steaks sur le gril directement à feu moyen. Couvrir et griller pendant 11 à 15 minutes pour une cuisson mi-saignante (145°F) ou 14 à 18 minutes pour une cuisson moyenne (160°F), en retournant une fois à mi-cuisson. Retirez la plaque à pâtisserie et les steaks du gril. Laissez les steaks reposer 5 minutes. Déballez les brins de thym du plat allant au four.

4. Tranchez finement le steak en diagonale en bouchées. Répartissez les légumes dans quatre assiettes de service. Garnir de tranches de steak, de betteraves, de quartiers d'oignon, d'oranges et de pacanes hachées. Arroser d'une vinaigrette aux agrumes éclatante.

CÔTES LEVÉES À LA CORÉENNE AVEC CHOU AU GINGEMBRE SAUTÉ

LES PRÉPARATIFS:50 minutes Préparation : 25 minutes Cuisson : 10 heures Refroidissement : toute la nuit Donne : 4 portions

ASSUREZ-VOUS QUE LE COUVERCLE DE VOTRE FAITOUTIL S'AJUSTE TRÈS ÉTROITEMENT AFIN QUE PENDANT LE TRÈS LONG TEMPS DE BRAISAGE, LE LIQUIDE DE CUISSON NE S'ÉVAPORE PAS PAR UN ESPACE ENTRE LE COUVERCLE ET LA MARMITE.

- 1 once de champignons shiitake séchés
- 1½ dl d'oignons verts émincés
- 1 poire asiatique, pelée, évidée et hachée
- 1 morceau de gingembre frais de 3 pouces, pelé et haché
- 1 piment serrano, haché finement (épépiné si désiré) (voir conseil)
- 5 gousses d'ail
- 1 cuillère à soupe d'huile de coco raffinée
- 5 kilos de bœuf avec os
- Poivre noir fraîchement moulu
- 4 tasses de bouillon de bœuf (voir ordonnance) ou bouillon de viande sans ajout de sel
- 2 dl de champignons shiitake frais tranchés
- 1 cuillère à soupe de zeste d'orange finement haché
- ⅓ tasse de jus frais
- Bol de gingembre sauté (voir ordonnance, sous)
- Zeste d'orange finement râpé (facultatif)

1. Préchauffer le four à 325°F. Placer les champignons shiitake séchés dans un petit bol; ajouter suffisamment d'eau bouillante pour couvrir. Laisser agir environ 30 minutes ou jusqu'à ce qu'il soit hydraté et doux. Égoutter en réservant le liquide de trempage. Hachez finement le

champignon. Placer les champignons dans un petit bol; couvrir et réfrigérer jusqu'à ce que vous en ayez besoin à l'étape 4. Réserver les champignons et le liquide.

2. Pour la sauce, mélanger les échalotes, la poire asiatique, le gingembre, le serrano, l'ail et les champignons réservés dans un robot culinaire. Couvrir et mélanger jusqu'à consistance lisse. Réservez la sauce.

3. Faites chauffer l'huile de noix de coco à feu moyen-vif dans une cocotte de 6 litres. Saupoudrer les côtes levées de poivre noir fraîchement moulu. Cuire les côtes levées, par lots, dans l'huile de coco chaude pendant environ 10 minutes ou jusqu'à ce qu'elles soient bien dorées de tous les côtés, en les retournant à mi-cuisson. Remettez toutes les côtes dans la casserole; ajouter la sauce et le bouillon d'os de bœuf. Couvrez la cocotte avec un couvercle hermétique. Cuire environ 10 heures ou jusqu'à ce que la viande soit très tendre et se détache des os.

4. Retirez délicatement les côtes de la sauce. Placer les côtes levées et la sauce dans des récipients séparés. Couvrir et réfrigérer toute la nuit. Une fois refroidie, écumer le gras de la surface de la sauce et jeter. Porter la sauce à ébullition à feu vif; ajoutez les champignons hydratés de l'étape 1 et les champignons frais. Cuire doucement pendant 10 minutes pour réduire la sauce et intensifier les saveurs. Remettre les côtes levées dans la sauce; laisser mijoter jusqu'à ce que le tout soit bien chaud. Mélangez 1 cuillère à soupe de zeste d'orange et de jus d'orange. Servir avec une assiette de gingembre sauté. Si

vous le souhaitez, saupoudrez de zeste d'orange supplémentaire.

Bol de gingembre sauté : Faites chauffer 1 cuillère à soupe d'huile de noix de coco raffinée dans une grande poêle à feu moyen-vif. Ajoutez 2 cuillères à soupe de gingembre frais haché ; 2 gousses d'ail hachées ; et du piment haché au goût. Cuire et remuer jusqu'à ce qu'il soit parfumé, environ 30 secondes. Ajoutez 6 tasses de napa, de chou ou de chou râpé et 1 poire asiatique, pelée, épépinée et tranchée finement. Cuire et remuer pendant 3 minutes ou jusqu'à ce que le chou se flétrit légèrement et que la poire ramollisse. Mélanger avec ½ tasse de jus de pomme non sucré. Couvrir et cuire environ 2 minutes jusqu'à ce que le chou soit tendre. Incorporer ½ tasse d'oignons verts tranchés et 1 cuillère à soupe de graines de sésame.

CÔTELETTES DE BŒUF AVEC GREMOLATA AUX AGRUMES ET FENOUIL

LES PRÉPARATIFS : 40 minutes grill : 8 minutes cuisson lente : 9 heures (faible) ou 4 heures et demie (forte) pour : 4 portions

LA GREMOLATA EST UNE PÂTE SAVOUREUSE DU PERSIL, DE L'AIL ET DU ZESTE DE CITRON SAUPOUDRÉS SUR DE L'OSSO BUCO – LE PLAT DE CUISSE DE VEAU BRAISÉ ITALIEN CLASSIQUE – POUR FAIRE RESSORTIR SA SAVEUR RICHE ET SAVOUREUSE. AVEC L'AJOUT DE ZESTE D'ORANGE ET DE FEUILLES DE FENOUIL FRAÎCHES, IL FAIT DE MÊME POUR CES TENDRES CÔTES DE BŒUF.

CÔTE

- Côtes courtes 2½ à 3 livres
- 3 cuillères à soupe de vinaigrette au citron et aux herbes (voir ordonnance)
- 1 fenouil moyen
- 1 gros oignon, coupé en gros quartiers
- 2 tasses de bouillon de bœuf (voir ordonnance) ou bouillon de viande sans ajout de sel
- 2 gousses d'ail, coupées en deux

CITROUILLE DANS UNE POÊLE

- 3 cuillères à soupe d'huile d'olive extra vierge
- 1 livre de courge musquée, pelée, épépinée et coupée en morceaux de ½ pouce (environ 2 tasses)
- 4 cuillères à café de thym frais haché
- Huile d'olive vierge extra

GREMOLATA

- ¼ tasse de persil frais haché

2 cuillères à soupe d'ail finement haché

1½ cuillère à café de zeste de citron finement haché

1½ cuillère à café de zeste d'orange finement haché

1. Saupoudrer les côtes levées d'assaisonnement citron-herbes ; frottez légèrement la viande avec vos doigts; mettre de côté. Retirez les feuilles du fenouil; réservé à la Gremolata au fenouil et aux agrumes. Coupez et parez la lampe au fenouil.

2. Pour un gril au charbon de bois, disposez des charbons à feu moyen sur un côté du gril. Essayez un feu moyen sur le côté du gril sans charbons. Placer les côtes levées sur le gril, du côté sans charbon de bois; placez les quartiers de fenouil et les quartiers d'oignon sur le gril directement sur les braises. Couvrir et griller pendant 8 à 10 minutes ou jusqu'à ce que les légumes et les côtes soient à peine dorés, en les retournant une fois à mi-cuisson. (Pour un gril à gaz, préchauffer le gril, réduire le feu à moyen. Ajuster pour une cuisson indirecte. Placer les côtes levées sur la grille sur le brûleur éteint ; placer le fenouil et l'oignon sur la grille sur le brûleur allumé. Couvrir et griller comme indiqué.) Une fois suffisamment refroidis pour être manipulés, hachez grossièrement le fenouil et l'oignon.

3. Mélangez le fenouil et l'oignon hachés, le bouillon de bœuf et l'ail dans une mijoteuse de 5 à 6 litres. Ajoutez les côtes. Couvrir et cuire à feu doux pendant 9 à 10 heures ou 4½ à 5 heures à feu vif. À l'aide d'une écumoire, transférer les côtes levées dans un plat; couvrir de papier d'aluminium pour garder au chaud.

4. Pendant ce temps, pour la courge, faites chauffer 3 cuillères à soupe d'huile dans une grande poêle à feu moyen-vif. Ajouter la courge et 3 cuillères à café de thym, en remuant pour bien enrober la courge. Placer la courge en une seule couche dans la poêle et cuire, sans remuer, pendant environ 3 minutes ou jusqu'à ce qu'elle soit dorée sur le dessous. Retourner les morceaux de courge; cuire environ 3 minutes de plus ou jusqu'à ce que l'autre côté soit doré. Réduire le feu au minimum; couvrir et cuire 10 à 15 minutes ou jusqu'à tendreté. Saupoudrer du reste de la cuillère à café de thym frais; assaisonner avec de l'huile d'olive extra vierge.

5. Pour la gremolata, hachez finement suffisamment de feuilles de fenouil réservées pour obtenir ¼ tasse. Dans un petit bol, mélangez les feuilles de fenouil hachées, le persil, l'ail, le zeste de citron et le zeste d'orange.

6. Saupoudrer la gremolata sur les côtes. Servir avec du potiron.

STEAKS SUÉDOIS AVEC SALADE DE CONCOMBRE À LA MOUTARDE ET À L'ANETH

LES PRÉPARATIFS:30 minutes de préparation : 15 minutes pour : 4 portions

LE BŒUF À LA LINDSTRÖM EST UN HAMBURGER SUÉDOISQUI EST TRADITIONNELLEMENT SAUPOUDRÉ D'OIGNONS, DE CÂPRES ET DE BETTERAVES MARINÉES EST SERVI AVEC DE LA SAUCE ET SANS PETIT PAIN. CETTE VERSION AU PIMENT REMPLACE LES BETTERAVES RÔTIES PAR DES BETTERAVES MARINÉES ET DES CÂPRES ET EST SURMONTÉE D'UN ŒUF AU PLAT.

SALADE DE CONCOMBRE

- 2 cuillères à café de jus d'orange frais
- 2 cuillères à café de vinaigre de vin blanc
- 1 cuillère à café de moutarde de Dijon (voir ordonnance)
- 1 cuillère à soupe d'huile d'olive extra vierge
- 1 gros concombre sans pépins (anglais), pelé et tranché
- 2 cuillères à soupe d'oignons verts tranchés
- 1 cuillère à soupe d'aneth frais haché

BOULETTES DE BOEUF

- 1 livre de bœuf haché
- ¼ tasse d'oignon finement haché
- 1 cuillère à soupe de moutarde de Dijon (voir ordonnance)
- ¾ cuillère à café de poivre noir
- ½ cuillère à café de piment de la Jamaïque moulu
- ½ petite betterave rouge rôtie, pelée et hachée finement*
- 2 cuillères à soupe d'huile d'olive extra vierge
- ½ tasse de bouillon de bœuf (voir ordonnance) ou bouillon de viande sans ajout de sel

4 gros œufs

1 cuillère à soupe de ciboulette finement hachée

1. Pour la salade de concombre, fouettez ensemble le jus d'orange, le vinaigre et la moutarde de Dijon dans un grand bol. Ajoutez lentement l'huile d'olive en un mince filet, en fouettant jusqu'à ce que la vinaigrette épaississe légèrement. Ajouter le concombre, les oignons verts et l'aneth; mélanger jusqu'à ce que le tout soit combiné. Couvrir et mettre au réfrigérateur jusqu'au moment de servir.

2. Pour les galettes de bœuf, mélanger le bœuf haché, l'oignon, la moutarde de Dijon, le poivre et le piment de la Jamaïque dans un grand bol. Ajouter les betteraves rôties et remuer doucement jusqu'à ce qu'elles soient uniformément incorporées à la viande. Façonnez le mélange en quatre galettes de ½ pouce d'épaisseur.

3. Faites chauffer 1 cuillère à soupe d'huile d'olive à feu moyen dans une grande poêle. Faites frire les steaks pendant environ 8 minutes ou jusqu'à ce qu'ils soient colorés à l'extérieur et bien cuits (160°), en les retournant une fois. Transférer les steaks dans une assiette et couvrir légèrement de papier d'aluminium pour garder au chaud. Ajoutez le bouillon de bœuf en remuant pour gratter les morceaux dorés du fond de la poêle. Cuire environ 4 minutes ou jusqu'à réduction de moitié. Arroser les steaks du jus de cuisson réduit et couvrir à nouveau sans serrer.

4. Rincez et séchez la poêle avec une serviette en papier. Faites chauffer la cuillère à soupe d'huile d'olive restante à feu moyen. Faites frire les œufs dans l'huile chaude pendant 3

à 4 minutes ou jusqu'à ce que les blancs soient cuits mais que les jaunes restent mous et coulants.

5. Déposez un œuf sur chaque galette de bœuf. Saupoudrer de ciboulette et servir avec une salade de concombre.

*Astuce : Pour rôtir les betteraves, frottez-les bien et couvrez-les de papier d'aluminium. Arroser d'un filet d'huile d'olive. Envelopper dans du papier aluminium et bien sceller. Rôtir au four à 375 °F pendant environ 30 minutes ou jusqu'à ce qu'une fourchette perce facilement les betteraves. Laisser refroidir; retirer la peau. (Les betteraves peuvent être rôties jusqu'à 3 jours à l'avance. Enveloppez hermétiquement les betteraves rôties pelées et conservez-les au réfrigérateur.)

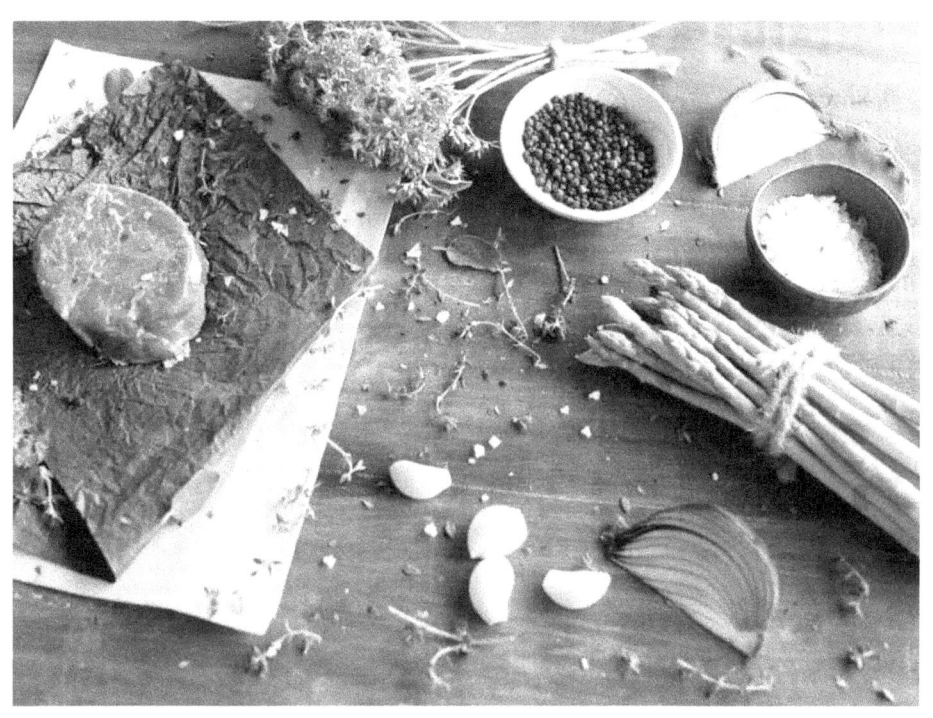

BURGER DE BŒUF RECOUVERT DE ROQUETTE ET DE LÉGUMES RACINES RÔTIS

LES PRÉPARATIFS:40 minutes de cuisson : 35 minutes de friture : 20 minutes pour : 4 portions

IL Y A DE NOMBREUX ÉLÉMENTSÀ CES HAMBURGERS COPIEUX – ET ILS PRENNENT UN PEU DE TEMPS À PRÉPARER – MAIS L'INCROYABLE COMBINAISON DE SAVEURS EN VAUT LA PEINE : UN HAMBURGER À LA VIANDE EST GARNI D'OIGNONS CARAMÉLISÉS ET DE SAUCE AUX CHAMPIGNONS ET SERVI AVEC DES LÉGUMES RÔTIS SUCRÉS ET DE LA ROQUETTE POIVRÉE.

- 5 cuillères à soupe d'huile d'olive extra vierge
- 2 tasses de boutons frais tranchés, de champignons cremini et/ou shiitake
- 3 oignons jaunes, tranchés finement*
- 2 cuillères à café de graines de cumin
- 3 carottes, pelées et coupées en morceaux de 1 pouce
- 2 panais, pelés et coupés en morceaux de 1 pouce
- 1 courge poivrée, coupée en deux, épépinée et coupée en quartiers
- Poivre noir fraîchement moulu
- 2 kilos de viande hachée
- ½ tasse d'oignon finement haché
- 1 cuillère à soupe de mélange d'épices tout usage sans sel
- 2 tasses de bouillon de bœuf (voir<u>ordonnance</u>) ou bouillon de viande sans ajout de sel
- ¼ tasse de jus de pomme non sucré
- 1 ou 2 cuillères à soupe de vinaigre de Xérès sec ou de vin blanc
- 1 cuillère à soupe de moutarde de Dijon (voir<u>ordonnance</u>)
- 1 cuillère à soupe de feuilles de thym frais hachées
- 1 cuillère à soupe de feuilles de persil frais hachées
- 8 dl de feuilles de roquette

1. Préchauffer le four à 425°F. Pour la sauce, faites chauffer 1 cuillère à soupe d'huile d'olive dans une grande poêle à feu moyen. Ajouter les champignons; cuire et remuer pendant environ 8 minutes ou jusqu'à ce qu'ils soient bien colorés et tendres. À l'aide d'une écumoire, transférer les champignons dans une assiette. Remettre la poêle sur la cuisinière; réduire le feu à moyen. Ajoutez 1 cuillère à soupe d'huile d'olive restante, l'oignon émincé et les graines de cumin. Couvrir et cuire pendant 20 à 25 minutes ou jusqu'à ce que les oignons soient très tendres et bien dorés, en remuant de temps en temps. (Ajustez la chaleur au besoin pour éviter que les oignons ne brûlent.)

2. Pendant ce temps, pour les légumes racines rôtis, disposer les carottes, les panais et les courges sur une grande plaque à pâtisserie. Arroser de 2 cuillères à soupe d'huile d'olive et saupoudrer de poivre au goût ; remuer pour enrober les légumes. Rôtir pendant 20 à 25 minutes ou jusqu'à ce qu'ils soient tendres et commencent à dorer, en les retournant une fois à mi-cuisson. Gardez les légumes au chaud jusqu'au moment de servir.

3. Pour les burgers, mélanger le bœuf haché, l'oignon finement haché et le mélange d'épices dans un grand bol. Divisez le mélange de viande en quatre portions égales et façonnez des galettes d'environ ¾ de pouce d'épaisseur. Faites chauffer la cuillère à soupe d'huile d'olive restante dans une très grande poêle à feu moyen-vif. Ajouter les hamburgers dans la poêle; cuire environ 8 minutes ou jusqu'à ce qu'ils soient bien cuits des deux côtés, en les retournant une fois. Transférer les burgers dans une assiette.

4. Ajoutez les oignons caramélisés, les champignons réservés, le bouillon de bœuf, le jus de pomme, le xérès et la moutarde de Dijon dans la poêle, en remuant pour bien mélanger. Remettez les burgers dans la poêle. Laissez mijoter. Cuire jusqu'à ce que les hamburgers soient cuits (160 °F), environ 7 à 8 minutes. Mélanger avec du thym frais, du persil et du poivre au goût.

5. Pour servir, disposer 2 tasses de roquette sur chacune des quatre assiettes de service. Répartissez les légumes rôtis sur les salades, puis garnissez de hamburgers. Versez généreusement le mélange d'oignons sur les burgers.

*Astuce : Une trancheuse à mandoline est très utile pour trancher finement les oignons.

BURGER DE BŒUF GRILLÉ ET TOMATES EN CROÛTE DE SÉSAME

LES PRÉPARATIFS:30 minutes repos : 20 minutes grill : 10 minutes pour : 4 portions

TRANCHES DE TOMATES CROUSTILLANTES ET DORÉES AVEC UNE CROÛTE DE SÉSAMEREPRÉSENTE LE PETIT PAIN TRADITIONNEL AUX GRAINES DE SÉSAME DANS CES BURGERS FUMÉS. SERVEZ-LES AVEC UN COUTEAU ET UNE FOURCHETTE.

Tranches de tomates rouges ou vertes de 4 ½ pouces d'épaisseur*

1¼ livre de bœuf haché maigre

1 cuillère à soupe d'épices fumées (voir ordonnance)

1 œuf large

¾ tasse de farine d'amande

¼ tasse de graines de sésame

¼ cuillère à café de poivre noir

1 petit oignon rouge, coupé en deux et tranché

1 cuillère à soupe d'huile d'olive extra vierge

¼ tasse d'huile de noix de coco raffinée

1 petite tête de laitue Bibb

Ketchup paléo (voir ordonnance)

moutarde de Dijon (voir ordonnance)

1. Placez les tranches de tomates sur une double couche de papier absorbant. Couvrir les tomates d'une autre double couche de papier absorbant. Appuyez légèrement sur du papier absorbant pour qu'ils collent aux tomates. Laisser à température ambiante pendant 20 à 30 minutes pour permettre à une partie du jus de tomate d'être absorbée.

2. Pendant ce temps, mélangez le bœuf haché et l'assaisonnement fumé dans un grand bol. Former quatre galettes de ½ pouce d'épaisseur.

3. Battez légèrement l'œuf à la fourchette dans un bol peu profond. Dans un autre bol peu profond, mélanger la farine d'amande, les graines de sésame et le poivre. Trempez chaque tranche de tomate dans l'œuf et retournez la couche. Laissez l'excédent d'œuf s'égoutter. Tremper chaque tranche de tomate dans le mélange de farine d'amande, en la retournant pour bien l'enrober. Placer les tomates couvertes sur une assiette plate; mettre de côté. Assaisonner les tranches d'oignon avec de l'huile d'olive; placez les tranches d'oignon dans un panier grill.

4. Pour un gril au charbon de bois ou au gaz, placez les oignons dans le panier et les galettes de bœuf sur les grilles du gril à feu moyen. Couvrir et griller pendant 10 à 12 minutes ou les oignons sont dorés et légèrement carbonisés et les steaks sont bien cuits (160°), en remuant les oignons de temps en temps et en retournant les steaks une fois.

5. Pendant ce temps, faites chauffer l'huile à feu moyen dans une grande poêle. Ajouter les tranches de tomates; cuire 8 à 10 minutes ou jusqu'à ce qu'ils soient dorés, en les retournant une fois. (Si les tomates dorent trop rapidement, réduisez le feu à moyen-doux. Ajoutez plus d'huile, si nécessaire.) Égoutter sur une assiette tapissée de papier absorbant.

6. Pour servir, répartissez la salade dans quatre assiettes de service. Garnir de boulettes de viande, d'oignons, de paléo ketchup, de moutarde de Dijon et de tomates en croûte de sésame.

*Remarque : vous aurez probablement besoin de 2 grosses tomates. Si vous utilisez des tomates rouges, choisissez des tomates juste mûres mais encore légèrement fermes.

BURGER SUR BÂTONNET SAUCE BABA GHANOUSH

MOUILLÉ:15 minutes préparation : 20 minutes grill : 35 minutes pour : 4 portions

BABA GHANOUSH EST UNE PROPAGATION DU MOYEN-ORIENT À BASE DE PURÉE D'AUBERGINES FUMÉES ET GRILLÉES AVEC DE L'HUILE D'OLIVE, DU CITRON, DE L'AIL ET DU TAHINI, UNE PÂTE À BASE DE GRAINES DE SÉSAME MOULUES. UNE PINCÉE DE GRAINES DE SÉSAME EST UNE BONNE CHOSE, MAIS LORSQU'ELLES SONT TRANSFORMÉES EN HUILE OU EN PÂTE, ELLES DEVIENNENT UNE SOURCE CONCENTRÉE D'ACIDE LINOLÉIQUE, QUI PEUT CONTRIBUER À L'INFLAMMATION. LE BEURRE DE PIGNONS DE PIN UTILISÉ ICI EST UN BON SUBSTITUT.

- 4 tomates séchées
- 1½ livre de bœuf haché maigre
- 3-4 cuillères à soupe d'oignon finement haché
- 1 cuillère à soupe d'origan frais finement haché et/ou de menthe fraîche finement hachée ou ½ cuillère à café d'origan séché haché
- ¼ cuillère à café de poivre de Cayenne
- Trempette Baba Ghanush (voir *ordonnance*, sous)

1. Faites tremper huit brochettes en bois de 10 pouces dans l'eau pendant 30 minutes. Pendant ce temps, dans un petit bol, versez de l'eau bouillante sur les tomates ; Laisser agir 5 minutes pour s'hydrater. Égouttez les tomates cerises et séchez-les avec du papier absorbant.

2. Mélangez les tomates hachées, le bœuf haché, l'oignon, l'origan et le poivre de Cayenne dans un grand bol. Divisez le mélange de viande en huit portions; rouler chaque

portion en boule. Retirer les brochettes de l'eau; Secher. Enfilez une boule sur une brochette et formez un long ovale autour de la brochette, en commençant juste en dessous de la pointe pointue et en laissant suffisamment d'espace à l'autre extrémité pour tenir la brochette. Répétez avec les brochettes et les boules restantes.

3. Pour un gril au charbon de bois ou au gaz, placez les brochettes de bœuf sur une grille directement à feu moyen. Couvrir et griller environ 6 minutes ou jusqu'à ce qu'ils soient cuits (160 °F), en retournant une fois à mi-cuisson. Servir avec la trempette Baba Ghanoush.

Trempette Baba Ghanoush : Piquer 2 aubergines moyennes à plusieurs endroits avec une fourchette. Pour un gril au charbon de bois ou à gaz, placez les aubergines sur une grille directement à feu moyen. Couvrir et griller pendant 10 minutes ou jusqu'à ce qu'ils soient carbonisés de tous les côtés, en les retournant plusieurs fois pendant la cuisson. Retirez l'aubergine et enveloppez-la soigneusement dans du papier aluminium. Remettez l'aubergine enveloppée sur le gril mais pas directement sur les braises. Couvrir et griller encore 25 à 35 minutes ou jusqu'à ce qu'il soit affaissé et très tendre. Froid. Coupez les aubergines en deux et grattez la pulpe ; placer la viande dans un robot culinaire. Ajouter ¼ tasse de beurre de pignons de pin (voir ordonnance); ¼ tasse de jus de citron frais ; 2 gousses d'ail hachées ; 1 cuillère à soupe d'huile d'olive extra vierge ; 2 ou 3 cuillères à soupe de persil frais haché ; et ½ cuillère à café de cumin moulu. Couvrir et mélanger jusqu'à ce qu'il soit presque lisse. Si la sauce est trop épaisse pour être trempée, ajoutez suffisamment d'eau pour obtenir la consistance désirée.

POIVRONS FARCIS FUMÉS

LES PRÉPARATIFS:20 minutes de cuisson : 8 minutes de cuisson : 30 minutes pour : 4 portions

FAITES-EN UN FAVORI DE LA FAMILLEAVEC UN MÉLANGE DE POIVRONS COLORÉS POUR UN PLAT IMPRESSIONNANT. LES TOMATES RÔTIES AU FEU SONT UN BON EXEMPLE DE LA FAÇON D'AJOUTER UNE BONNE SAVEUR AUX ALIMENTS DE MANIÈRE SAINE. LE SIMPLE FAIT DE CARBONISER LÉGÈREMENT LES TOMATES AVANT LA MISE EN CONSERVE (SANS SEL) REHAUSSE LEUR SAVEUR.

- 4 gros poivrons verts, rouges, jaunes et/ou orange
- 1 livre de bœuf haché
- 1 cuillère à soupe d'épices fumées (voir ordonnance)
- 1 cuillère à soupe d'huile d'olive extra vierge
- 1 petit oignon jaune, haché
- 3 gousses d'ail, émincées
- 1 petite tête de chou-fleur, épépinée et divisée en fleurons
- 1 boîte de 15 onces de tomates rôties sur le feu, coupées en dés non salées, égouttées
- ¼ tasse de persil frais finement haché
- ½ cuillère à café de poivre noir
- ⅛ cuillère à café de poivre de Cayenne
- ½ tasse de garniture aux miettes de noix (voir ordonnance, sous)

1. Préchauffer le four à 375°F. Coupez les poivrons en deux verticalement. Retirez les tiges, les graines et les membranes ; de se défaire. Réserver les moitiés de poivron.

2. Placer le bœuf haché dans un bol moyen; saupoudrer d'assaisonnement fumé. Utilisez vos mains pour mélanger délicatement les épices à la viande.

3. Faites chauffer l'huile d'olive à feu moyen dans une grande poêle. Ajouter la viande, l'oignon et l'ail; cuire jusqu'à ce que la viande soit dorée et que l'oignon soit tendre, en remuant avec une cuillère en bois pour briser la viande. Retirez la casserole du feu.

4. Passez les fleurons de chou-fleur au robot culinaire jusqu'à ce qu'ils soient hachés très finement. (Si vous n'avez pas de robot culinaire, râpez le chou-fleur sur une râpe.) Mesurez 3 tasses de chou-fleur. Ajouter le mélange de bœuf haché dans la poêle. (S'il vous reste du chou-fleur, conservez-le pour une autre utilisation.) Incorporez les tomates égouttées, le persil, le poivre noir et le poivre de Cayenne.

5. Remplissez les moitiés de poivrons avec le mélange de viande hachée, emballez-les légèrement et continuez un peu. Disposez les moitiés de poivrons farcis sur une plaque allant au four. Cuire au four pendant 30 à 35 minutes ou jusqu'à ce que les poivrons soient croustillants.* Garnir de chapelure de noix. Si vous le souhaitez, vous pouvez remettre au four 5 minutes pour une garniture croustillante avant de servir.

Garniture de chapelure de noix : Faites chauffer 1 cuillère à soupe d'huile d'olive extra vierge dans une poêle moyenne à feu moyen-vif. Mélangez 1 cuillère à café de thym séché, 1 cuillère à café de paprika fumé et ¼ cuillère à café de poudre d'ail. Ajoutez 1 tasse de noix très finement hachées. Cuire et remuer pendant environ 5 minutes ou jusqu'à ce que les noix soient dorées et légèrement grillées. Incorporer une pincée ou deux de poivre de Cayenne. Laisser refroidir complètement. Conservez le reste de la sauce dans un récipient hermétique au réfrigérateur jusqu'au moment de l'utiliser. Donne 1 tasse.

*Remarque : Si vous utilisez des poivrons verts, faites cuire 10 minutes supplémentaires.

BURGER DE BISON, OIGNONS CABERNET ET ROQUETTE

LES PRÉPARATIFS:30 minutes de cuisson : 18 minutes de grillage : 10 minutes pour : 4 portions

LE BISON A UNE TRÈS FAIBLE TENEUR EN MATIÈRES GRASSESET CUIRA 30 À 50 % PLUS VITE QUE LE BŒUF. LA VIANDE CONSERVE SA COULEUR ROUGE APRÈS LA CUISSON, LA COULEUR N'EST DONC PAS UN INDICATEUR DE CUISSON. PARCE QUE LE BISON EST SI MAIGRE, NE LE FAITES PAS CUIRE AU-DESSUS D'UNE TEMPÉRATURE INTERNE DE 155°F.

- 2 cuillères à soupe d'huile d'olive extra vierge
- 2 gros oignons doux, tranchés finement
- ¾ tasse de Cabernet Sauvignon ou autre vin rouge sec
- 1 cuillère à café d'assaisonnement méditerranéen (voir ordonnance)
- ¼ tasse d'huile d'olive extra vierge
- ¼ tasse de vinaigre balsamique
- 1 cuillère à soupe d'échalote finement hachée
- 1 cuillère à soupe de basilic frais haché
- 1 petite gousse d'ail, hachée finement
- 1 lb de bison haché
- ¼ tasse de pesto au basilic (voir ordonnance)
- 5 tasses de roquette
- Pistaches crues, non salées et grillées (voir conseil)

1. Faites chauffer 2 cuillères à soupe d'huile dans une grande poêle à feu moyen. Ajoutez les oignons. Cuire à couvert pendant 10 à 15 minutes ou jusqu'à ce que l'oignon soit tendre, en remuant de temps en temps. Dévoiler; cuire et remuer à feu moyen-vif pendant 3 à 5 minutes ou jusqu'à ce que les oignons soient dorés. Ajouter le vin; cuire

environ 5 minutes ou jusqu'à ce que la majeure partie du vin se soit évaporée. Saupoudrer de vinaigrette méditerranéenne; Garder au chaud.

2. Pendant ce temps, pour la vinaigrette, mélangez ¼ tasse d'huile d'olive, le vinaigre, l'échalote, le basilic et l'ail dans un bocal à vis. Couvrir et bien agiter.

3. Mélanger le bison légèrement moulu et le pesto de basilic dans un grand bol. Façonnez légèrement le mélange de viande en quatre galettes de ¾ de pouce d'épaisseur.

4. Pour un gril au charbon de bois ou au gaz, placez les steaks sur une grille légèrement graissée directement à feu moyen. Couvrir et griller pendant environ 10 minutes jusqu'à la cuisson désirée (145 °F pour une cuisson mi-saignante ou 155 °F pour une cuisson moyenne), en retournant une fois à mi-cuisson.

5. Placez la roquette dans un grand bol. Arroser de vinaigrette la roquette; mélanger pour enrober. Pour servir, répartir les oignons dans quatre assiettes de service; garnir chacun d'un burger de bison. Garnir les burgers de roquette et parsemer de pistaches.

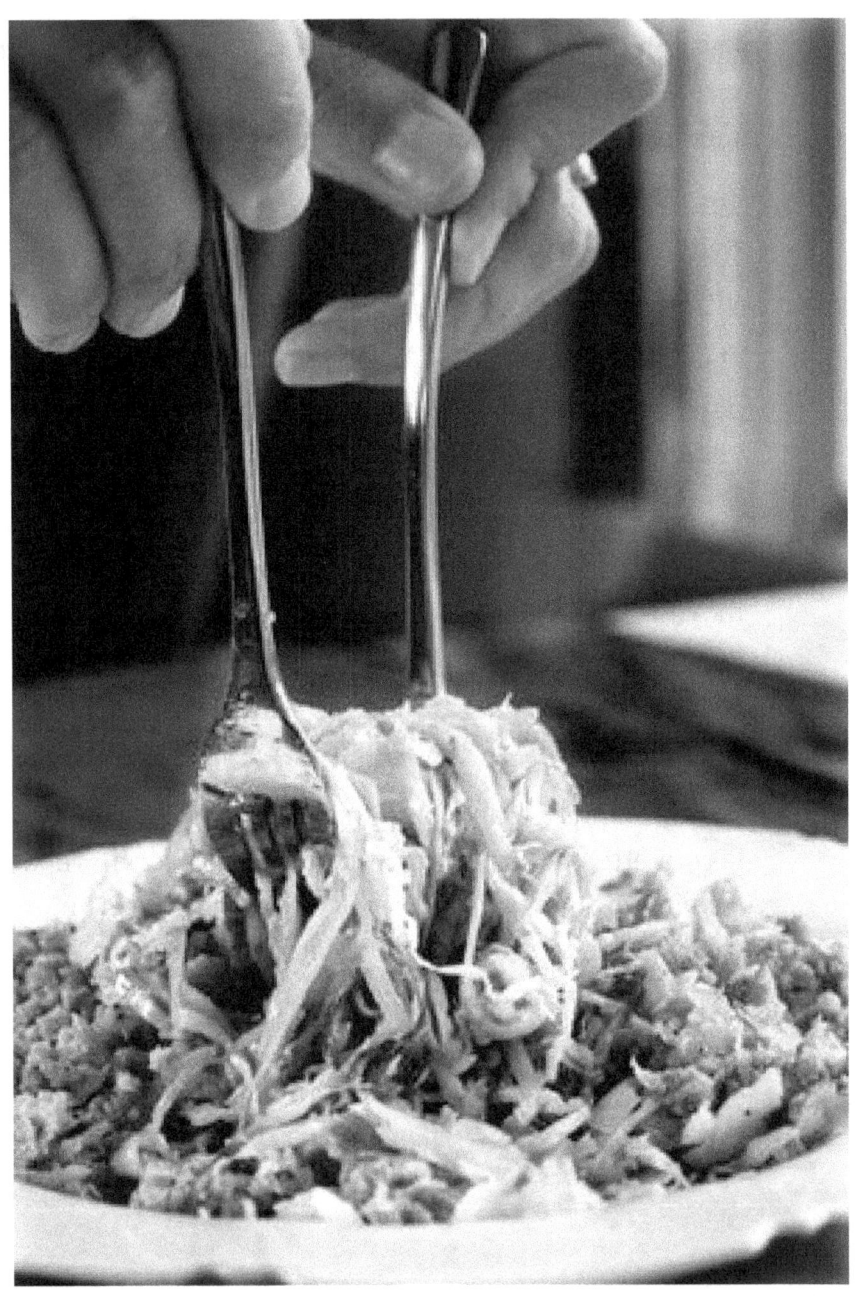

PAIN DE VIANDE DE BISON ET D'AGNEAU SUR BLETTES ET PATATES DOUCES

LES PRÉPARATIFS : 1 heure de cuisson : 20 minutes de cuisson : 1 heure de repos : 10 minutes Pour : 4 portions

C'EST DE LA NOURRITURE RÉCONFORTANTE À L'ANCIENNEAVEC UNE TOUCHE MODERNE. UNE SAUCE AU VIN ROUGE DONNE AU PAIN DE VIANDE UNE TOUCHE DE SAVEUR, ET LES BLETTES ET LES PATATES DOUCES ÉCRASÉES AVEC DE LA CRÈME DE CAJOU ET DE L'HUILE DE NOIX DE COCO OFFRENT UN CONTENU NUTRITIONNEL INCROYABLE.

- 2 cuillères à soupe d'huile d'olive
- 1 dl de champignons cremini finement hachés
- ½ tasse d'oignon rouge finement haché (1 moyen)
- ½ tasse de céleri finement haché (1 branche)
- ⅓ tasse de carottes finement hachées (1 petite)
- ½ d'une petite pomme épépinée, pelée et coupée en petits morceaux
- 2 gousses d'ail, hachées
- ½ cuillère à café d'assaisonnement méditerranéen (voir ordonnance)
- 1 gros œuf, légèrement battu
- 1 cuillère à soupe de sauge fraîche hachée
- 1 cuillère à soupe de thym frais haché
- 8 onces de bison haché
- 8 onces d'agneau ou de bœuf haché
- ¾ verre de vin rouge sec
- 1 échalote moyenne, hachée finement
- ¾ tasse de bouillon de bœuf (voir ordonnance) ou bouillon de viande sans ajout de sel
- Purée de patates douces (voir ordonnance, sous)
- Blettes à l'ail (voir ordonnance, sous)

1. Préchauffer le four à 350°F. Faites chauffer l'huile à feu moyen dans une grande poêle. Ajouter les champignons, l'oignon, le céleri et la carotte; cuire et remuer environ 5 minutes ou jusqu'à ce que les légumes soient tendres. Réduire le feu au minimum; ajoutez la pomme hachée et l'ail. Cuire à couvert pendant environ 5 minutes ou jusqu'à ce que les légumes soient très tendres. Retirer du feu; ajouter l'assaisonnement méditerranéen.

2. Utilisez une écumoire pour transférer le mélange de champignons dans un grand bol, en réservant le jus de cuisson dans la poêle. Mélangez les œufs, la sauge et le thym. Ajouter le bison haché et l'agneau haché; mélanger légèrement. Versez le mélange de viande dans un plat allant au four rectangulaire de 2 litres; façonner en un rectangle de 7 × 4 pouces. Cuire environ 1 heure ou jusqu'à ce qu'un thermomètre à lecture instantanée indique 155 ° F. Laisser reposer 10 minutes. Retirez délicatement le pain de viande dans un plat de service. Couvrir et réserver au chaud.

3. Pour la sauce à la poêle, grattez le jus de cuisson et les morceaux dorés et croustillants de la poêle dans le jus réservé dans la poêle. Ajoutez le vin et l'échalote. Porter à ébullition à feu moyen; cuire jusqu'à réduction de moitié. Ajouter le bouillon de bœuf; cuire et remuer jusqu'à réduction de moitié. Retirez la casserole du feu.

4. Pour servir, répartissez la purée de patates douces dans quatre assiettes de service; garnir d'un peu de blettes à

l'ail. Pain de viande tranché ; Placer les tranches sur les blettes à l'ail et arroser de sauce à la poêle.

Purée de patates douces : Épluchez et hachez grossièrement 4 patates douces moyennes. Cuire les pommes de terre dans une grande casserole dans suffisamment d'eau bouillante pour couvrir pendant 15 minutes ou jusqu'à ce qu'elles soient tendres ; vidange. Écrasez avec un presse-purée. Ajoutez ½ tasse de crème de cajou (voir<u>ordonnance</u>) et 2 cuillères à soupe d'huile de coco non raffinée ; écraser jusqu'à consistance lisse. Garder au chaud.

Bettes à l'ail : Retirez les tiges de 2 bottes de blettes et jetez-les. Hachez grossièrement les feuilles. Faites chauffer 2 cuillères à soupe d'huile d'olive à feu moyen dans une grande poêle. Ajouter les blettes et 2 gousses d'ail émincées; cuire jusqu'à ce que les blettes se fanent, en remuant de temps en temps avec des pinces.

SAUCE AUX POMMES ET GROSEILLES BOULETTES DE BISON AUX PAPPARDELLES DE COURGETTES

LES PRÉPARATIFS:25 minutes de cuisson : 15 minutes de cuisson : 18 minutes pour : 4 portions

LES BOULETTES DE VIANDE SERONT TRÈS DÉTREMPÉESQUAND ON LUI DONNE FORME. POUR ÉVITER QUE LE MÉLANGE DE VIANDE NE COLLE À VOS MAINS, GARDEZ UN BOL D'EAU FROIDE À PORTÉE DE MAIN ET MOUILLEZ-VOUS LES MAINS DE TEMPS EN TEMPS PENDANT QUE VOUS TRAVAILLEZ. CHANGEZ L'EAU PLUSIEURS FOIS PENDANT LA PRÉPARATION DES BOULETTES DE VIANDE.

BRUIT

Huile d'olive

½ dl d'oignon rouge haché grossièrement

2 gousses d'ail, hachées

1 œuf légèrement battu

½ tasse de champignons de Paris et de tiges finement hachés

2 cuillères à soupe de persil italien frais haché (feuille plate).

2 cuillères à café d'huile d'olive

1 livre de bison haché (haché grossièrement si disponible)

SAUCE AUX POMMES ET GROSEILLES

2 cuillères à soupe d'huile d'olive

2 grosses pommes Granny Smith, pelées, évidées et hachées finement

2 échalotes, hachées

2 cuillères à soupe de jus de citron frais

½ tasse de bouillon d'os de poulet (voir ordonnance) ou bouillon de poulet sans sel ajouté

2 ou 3 cuillères à soupe de groseilles séchées

PAPPARDELLES DE COURGETTES

6 courgettes

2 cuillères à soupe d'huile d'olive

¼ tasse d'échalotes finement hachées

½ cuillère à café de piment haché

2 gousses d'ail, hachées

1. Pour les boulettes de viande, préchauffez le four à 170°C. Badigeonner légèrement une plaque à pâtisserie à rebords d'huile d'olive; mettre de côté. Mélangez l'oignon et l'ail dans un robot culinaire ou un mélangeur. Pulser jusqu'à consistance lisse. Transférer le mélange d'oignons dans un bol moyen. Ajouter les œufs, les champignons, le persil et 2 cuillères à café d'huile ; remuer pour combiner. Ajoutez du bison haché; mélanger légèrement mais bien. Divisez le mélange de viande en 16 portions; former des boulettes de viande. Placer les boulettes de viande, uniformément espacées, sur une plaque à pâtisserie préparée. Cuire 15 minutes; mettre de côté.

2. Pour la sauce, faites chauffer 2 cuillères à soupe d'huile dans une poêle à feu moyen. Ajouter les pommes et les échalotes; cuire et remuer pendant 6 à 8 minutes ou jusqu'à ce qu'il soit très tendre. Incorporer le jus de citron. Transférez le mélange dans un robot culinaire ou un mélangeur. Couvrir et mélanger ou mélanger jusqu'à consistance lisse; remettre dans la poêle. Incorporer le bouillon d'os de poulet et les groseilles. Cuit; Baissez le feu. Laisser mijoter à découvert pendant 8 à 10 minutes en remuant fréquemment. Ajouter les boulettes de viande; cuire et remuer à feu doux jusqu'à ce que le tout soit bien chaud.

3. Pendant ce temps, pour les pappardelles, coupez les extrémités des courgettes. A l'aide d'une mandoline ou d'un épluche-légumes bien tranchant, coupez les courgettes en fines lanières. (Pour garder les rubans intacts, arrêtez de vous raser lorsque vous atteignez les graines au centre de la courge.) Faites chauffer 2 cuillères à soupe d'huile à feu moyen dans une très grande poêle. Incorporer les échalotes, le poivron rouge écrasé et l'ail; cuire et remuer pendant 30 secondes. Ajoutez les rubans de courgettes. Cuire et remuer doucement pendant environ 3 minutes ou jusqu'à ce qu'il soit flétri.

4. Pour servir, répartissez les pappardelles dans quatre assiettes de service ; garnir de boulettes de viande et de sauce pommes-groseilles.

BOLOGNAISE DE BISON ET DE CÈPES AVEC COURGE SPAGHETTI À L'AIL RÔTI

LES PRÉPARATIFS:30 minutes Préparation : 1 heure et 30 minutes Cuisson : 35 minutes
Ingrédients : 6 portions

SI TU PENSAIS AVOIR MANGÉVOTRE DERNIÈRE ASSIETTE DE SPAGHETTIS À LA SAUCE À LA VIANDE LORSQUE VOUS AVEZ ADOPTÉ LE RÉGIME PALEO®, DÉTROMPEZ-VOUS. CETTE RICHE BOLOGNAISE AROMATISÉE À L'AIL, AU VIN ROUGE ET AUX CÈPES TERREUX EST REMPLIE DE BRINS DE COURGE SPAGHETTI SUCRÉS ET SAVOUREUX. LES PÂTES NE VOUS MANQUERONT PAS DU TOUT.

- 1 once de cèpes séchés
- 1 dl d'eau bouillante
- 3 cuillères à soupe d'huile d'olive extra vierge
- 1 lb de bison haché
- 1 tasse de carottes finement hachées (2)
- ½ tasse d'oignon haché (1 moyen)
- ½ tasse de céleri finement haché (1 branche)
- 4 gousses d'ail, émincées
- 3 cuillères à soupe de purée de tomates non salée
- ½ verre de vin rouge
- 2 boîtes de 15 onces de tomates hachées non salées
- 1 cuillère à café d'origan séché, haché
- 1 cuillère à café de thym séché, haché
- ½ cuillère à café de poivre noir
- 1 courge spaghetti moyenne (2½ à 3 livres)
- 1 oignon ail

1. Dans un petit bol, mélanger les cèpes et l'eau bouillante ; laisser reposer 15 minutes. Filtrer à travers une passoire recouverte d'une étamine 100 % coton, en réservant le liquide de trempage. Hachez les champignons; configurer la page.

2. Faites chauffer 1 cuillère à soupe d'huile d'olive à feu moyen-vif dans une cocotte de 4 à 5 litres. Ajouter le bison haché, les carottes, l'oignon, le céleri et l'ail. Cuire jusqu'à ce que la viande soit dorée et que les légumes soient tendres, en remuant avec une cuillère en bois pour briser la viande. Ajouter la purée de tomates; cuire et remuer pendant 1 minute. Ajouter le vin rouge; cuire et remuer pendant 1 minute. Incorporer les cèpes, les tomates, l'origan, le thym et le poivre. Ajoutez le liquide de champignons réservé en prenant soin de ne pas ajouter de sable ou de gravier qui pourrait se trouver au fond du bol. Porter à ébullition en remuant de temps en temps ; réduire le feu au minimum. Laisser mijoter à couvert pendant 1h30 à 2 heures ou jusqu'à consistance désirée.

3. Pendant ce temps, préchauffez le four à 170°C. Coupez la citrouille en deux dans le sens de la longueur; grattez les graines. Placer les moitiés de courge, côté coupé vers le bas, dans un grand plat allant au four. Utilisez une fourchette pour percer la peau. Coupez le ½ pouce supérieur de la tête d'ail. Placez l'ail coupé en petits morceaux dans la poêle avec le potiron. Arrosez avec 1 cuillère à soupe d'huile d'olive restante. Cuire de 35 à 45 minutes ou jusqu'à ce que la courge et l'ail soient tendres.

4. À l'aide d'une cuillère et d'une fourchette, retirer et déchiqueter la pulpe de chaque moitié de courge; transférer dans un bol et couvrir pour garder au chaud. Lorsque l'ail est suffisamment froid pour être manipulé, pressez l'oignon par le bas pour libérer les gousses. Utilisez une fourchette pour écraser les gousses d'ail. Mélangez l'ail écrasé dans la citrouille, répartissez l'ail uniformément. Pour servir, versez la sauce sur le mélange de potiron.

CHILI CON CARNE DE BISON

LES PRÉPARATIFS :25 minutes Cuisson : 1 heure et 10 minutes Portions : 4 portions

CHOCOLAT AMER, CAFÉ ET CANNELLEAJOUTEZ DE L'INTÉRÊT À CE COPIEUX FAVORI. SI VOUS SOUHAITEZ UNE SAVEUR ENCORE PLUS FUMÉE, REMPLACEZ LE PAPRIKA ORDINAIRE PAR 1 CUILLÈRE À SOUPE DE PAPRIKA FUMÉ DOUX.

- 3 cuillères à soupe d'huile d'olive extra vierge
- 1 lb de bison haché
- ½ tasse d'oignon haché (1 moyen)
- 2 gousses d'ail, hachées
- 2 boîtes de 14,5 onces de tomates en dés non salées, non égouttées
- 1 boîte de 6 onces de pâte de tomate non salée
- 1 tasse de bouillon de bœuf (voir_ordonnance_) ou bouillon de viande sans ajout de sel
- ½ tasse de café fort
- 2 onces de fèves de cacao à 99 %, hachées
- 1 cuillère à soupe de paprika
- 1 cuillère à café de cumin moulu
- 1 cuillère à café d'origan séché
- 1½ cuillères à café d'épices fumées (voir_ordonnance_)
- ½ cuillère à café de cannelle moulue
- ⅓ tasse de pépites
- 1 cuillère à café d'huile d'olive
- ½ tasse de crème de cajou (voir_ordonnance_)
- 1 cuillère à café de jus de citron vert frais
- ½ tasse de feuilles de coriandre fraîche
- 4 quartiers de citron vert

1. Faites chauffer les 3 cuillères à soupe d'huile d'olive à feu moyen dans une cocotte. Ajouter le bison haché, l'oignon et l'ail; cuire environ 5 minutes ou jusqu'à ce que la viande soit dorée, en remuant avec une cuillère en bois pour

briser la viande. Incorporer les tomates non égouttées, la purée de tomates, le bouillon de bœuf, le café, le chocolat au four, le paprika, le cumin, l'origan, 1 cuillère à café d'épices fumées et la cannelle. Cuit; Baissez le feu. Laisser mijoter à couvert pendant 1 heure en remuant de temps en temps.

2. Pendant ce temps, dans une petite poêle, faire griller les pépites dans 1 cuillère à café d'huile d'olive à feu moyen jusqu'à ce qu'elles commencent à éclater et à devenir dorées. Placer les nuggets dans un petit bol; ajouter la ½ cuillère à café d'assaisonnement fumé restant; mélanger pour enrober.

3. Dans un petit bol, mélangez la crème de cajou et le jus de citron vert.

4. Pour servir, versez le chili dans des bols. Garnir les portions de crème de noix de cajou, de pépites et de coriandre. Servir avec des quartiers de citron vert.

STEAKS DE BISON AUX ÉPICES MAROCAINES ET CITRONS GRILLÉS

LES PRÉPARATIFS: 10 minutes pour griller : 10 minutes pour : 4 portions

SERVEZ CES STEAKS CUITS RAPIDEMENT AVEC UNE SALADE DE CAROTTES FRAÎCHES ET CROQUANTES (VOIR<u>ORDONNANCE</u>). SI VOUS AVEZ ENVIE DE VOUS RÉGALER, ANANAS GRILLÉ À LA CRÈME DE COCO (VOIR<u>ORDONNANCE</u>) SERAIT UNE BONNE MANIÈRE DE TERMINER LE REPAS.

- 2 cuillères à soupe de cannelle moulue
- 2 cuillères à soupe de paprika
- 1 cuillère à soupe de poudre d'ail
- ¼ cuillère à café de poivre de Cayenne
- 4 steaks de filet mignon de bison de 6 onces, coupés de ¾ à 1 pouce d'épaisseur
- 2 citrons, coupés en deux horizontalement

1. Mélangez la cannelle, le paprika, la poudre d'ail et le poivre de Cayenne dans un petit bol. Séchez les steaks avec du papier absorbant. Frotter les deux côtés des steaks avec le mélange d'épices.

2. Pour un gril au charbon de bois ou au gaz, placez les steaks directement sur le gril à feu moyen. Couvrir et griller pendant 10 à 12 minutes pour une cuisson mi-saignante (145 °F) ou 12 à 15 minutes pour une cuisson moyenne (155 °F), en retournant une fois à mi-cuisson. Pendant ce temps, placez les moitiés de citron, côté coupé vers le bas, sur le gril. Griller pendant 2 à 3 minutes ou jusqu'à ce qu'ils soient légèrement carbonisés et juteux.

3. Servir avec un demi citron grillé à presser sur les steaks.

CONTRE-FILET DE BISON FROTTÉ AUX HERBES DE PROVENCE

LES PRÉPARATIFS : 15 minutes de cuisson : 15 minutes de grillage : 1 heure et 15 minutes de repos : 15 minutes de préparation : 4 portions

LES HERBES DE PROVENCE SONT UN MÉLANGE D'HERBES SÉCHÉES QUI POUSSENT EN ABONDANCE DANS LE SUD DE LA FRANCE. LE MÉLANGE CONTIENT GÉNÉRALEMENT UNE COMBINAISON DE BASILIC, DE GRAINES DE FENOUIL, DE LAVANDE, DE MARJOLAINE, DE ROMARIN, DE SAUGE, DE SARRIETTE ET DE THYM. IL PARFUME À MERVEILLE CE RÔTI TRÈS AMÉRICAIN.

- 1 steak de surlonge de bison de 3 lb
- 3 cuillères à soupe d'herbes de Provence
- 4 cuillères à soupe d'huile d'olive extra vierge
- 3 gousses d'ail, émincées
- 4 petits panais, pelés et hachés
- 2 poires mûres, évidées et hachées
- ½ tasse de nectar de poire non sucré
- 1 ou 2 cuillères à café de thym frais

1. Préchauffer le four à 375°F. Coupez le gras du rôti. Dans un petit bol, mélanger les herbes de Provence, 2 cuillères à soupe d'huile d'olive et l'ail ; frotter partout le rôti.

2. Placez le steak sur une grille dans une rôtissoire peu profonde. Insérez un thermomètre à four au centre du rôti.* Rôtissez à découvert pendant 15 minutes. Réduire la température du four à 300 ° F. Rôtir pendant 60 à 65 minutes supplémentaires ou jusqu'à ce que le

thermomètre à viande indique 140 ° F (moyennement saignant). Couvrir de papier d'aluminium et laisser reposer 15 minutes.

3. Pendant ce temps, faites chauffer les 2 cuillères à soupe d'huile d'olive restantes dans une grande poêle à feu moyen. Ajouter les panais et les poires; cuire 10 minutes ou jusqu'à ce que les panais soient croustillants, en remuant de temps en temps. Ajouter le nectar de poire; cuire environ 5 minutes ou jusqu'à ce que la sauce épaississe légèrement. Saupoudrer de thym.

4. Tranchez finement le steak dans le sens du grain. Servir la viande avec les panais et les poires.

*Conseil : Le bison est très maigre et cuit plus vite que le bœuf. De plus, la couleur de la viande est plus rouge que celle du bœuf, vous ne pouvez donc pas vous fier à un repère visuel pour déterminer la cuisson. Vous avez besoin d'un thermomètre à viande pour savoir quand la viande est cuite. Un thermomètre de four est idéal, mais pas indispensable.

CÔTES DE BISON BRAISÉES AU CAFÉ AVEC GREMOLATA DE MANDARINE ET PURÉE DE CÉLERI-RAVE

LES PRÉPARATIFS : 15 minutes Préparation : 2 heures et 45 minutes Pour : 6 portions

LES CÔTES DE BISON SONT GROSSES ET CHARNUES. ILS NÉCESSITENT UNE BONNE ET LONGUE ÉBULLITION DANS UN LIQUIDE POUR DEVENIR TENDRES. LA GREMOLATA AUX ÉCORCES DE MANDARINE REHAUSSE LA SAVEUR DE CE PLAT COPIEUX.

MARINADE

- 2 tasses d'eau
- 3 tasses de café fort et froid
- 2 tasses de jus de mandarine frais
- 2 cuillères à soupe de romarin frais haché
- 1 cuillère à café de poivre noir grossièrement moulu
- Côtes de bison de 4 livres, coupées entre les côtes pour les séparer

BRAISER

- 2 cuillères à soupe d'huile d'olive
- 1 cuillère à café de poivre noir
- 2 dl d'oignon haché
- ½ dl d'échalote hachée
- 6 gousses d'ail, émincées
- 1 piment jalapeño, épépiné et haché (voir conseil)
- 1 tasse de café fort
- 1 tasse de bouillon de bœuf (voir ordonnance) ou bouillon de viande sans ajout de sel
- ¼ tasse de Paleo Ketchup (voir ordonnance)
- 2 cuillères à soupe de moutarde de Dijon (voir ordonnance)
- 3 cuillères à soupe de vinaigre de cidre

Purée de céleri-rave (voir ordonnance, sous)

Mandarine Gremolata (voir ordonnance, Droite)

1. Pour la marinade, mélangez l'eau, le café froid, le jus de mandarine, le romarin et le poivre noir dans un grand récipient non réactif (verre ou acier inoxydable). Ajoutez les côtes. Placez une assiette sur les côtes, si nécessaire, pour les maintenir immergées. Couvrir et réfrigérer pendant 4 à 6 heures, en réorganisant et en remuant une fois.

2. Pour le braisé, préchauffez le four à 180°C. Égoutter les côtes levées en jetant la marinade. Séchez les côtes avec du papier absorbant. Faites chauffer l'huile d'olive à feu moyen-vif dans une grande cocotte. Assaisonnez les côtes levées avec du poivre noir. Faire revenir les côtes par lots jusqu'à ce qu'elles soient dorées de tous les côtés, environ 5 minutes par lot. Transférer dans une grande assiette.

3. Ajoutez l'oignon, les oignons verts, l'ail et le jalapeño dans la casserole. Réduire le feu à moyen, couvrir et cuire jusqu'à ce que les légumes soient tendres, en remuant de temps en temps, environ 10 minutes. Ajouter le café et le bouillon; remuer en grattant les morceaux dorés. Ajouter le Paleo Ketchup, la moutarde de Dijon et le vinaigre. Cuit. Ajoutez les côtes. Couvrir et transférer au four. Cuire jusqu'à ce que la viande soit tendre, environ 2 heures et 15 minutes, en remuant doucement et en réorganisant les côtes une ou deux fois.

4. Transférer les côtes levées dans une assiette; tente avec film pour rester au chaud. Verser le gras de la surface de la sauce. Faire bouillir la sauce jusqu'à ce qu'elle soit réduite à 2 tasses, environ 5 minutes. Répartir le céleri-rave dans

6 assiettes; garnir de côtes levées et de sauce. Saupoudrer de Gremolata à la Mandarine.

Purée de céleri-rave : Dans une grande casserole, mélanger 3 livres de céleri-rave, pelé et coupé en morceaux de 1 pouce, et 4 tasses de bouillon d'os de poulet (voir<u>ordonnance</u>) ou un bouillon de poulet non salé. Cuit; Baissez le feu. Égouttez le céleri-rave en réservant le bouillon. Remettez le céleri-rave dans la poêle. Ajoutez 1 cuillère à soupe d'huile d'olive et 2 cuillères à café de thym frais haché. A l'aide d'un presse purée, écrasez le céleri-rave en ajoutant le bouillon réservé, quelques cuillères à soupe à la fois, juste assez pour obtenir la consistance désirée.

Gremolata à la mandarine : Mélangez ½ tasse de persil frais haché, 2 cuillères à soupe de zeste de mandarine finement haché et 2 gousses d'ail émincées dans un petit bol.

BOUILLON D'OS DE BOEUF

LES PRÉPARATIFS:25 minutes Rôtissage : 1 heure Cuisson : 8 heures Donne : 8 à 10 tasses

LES QUEUES DE BŒUF OSSEUSES CONSTITUENT UN BOUILLON EXTRÊMEMENT RICHEQUI PEUT ÊTRE UTILISÉ DANS N'IMPORTE QUELLE RECETTE NÉCESSITANT DU BOUILLON DE BŒUF OU SIMPLEMENT DÉGUSTÉ COMME REMONTANT DANS UNE TASSE À TOUT MOMENT DE LA JOURNÉE. BIEN QU'ELLES PROVIENNENT EN RÉALITÉ D'UN BŒUF, LES QUEUES DE BŒUF PROVIENNENT DÉSORMAIS D'UN ANIMAL DE BOUCHERIE.

- 5 carottes, hachées grossièrement
- 5 branches de céleri, hachées grossièrement
- 2 oignons jaunes, non pelés, coupés en deux
- 8 onces de champignons blancs
- 1 oignon ail, non pelé, coupé en deux
- 2 livres d'os de queue de bœuf ou d'os de bœuf
- 2 tomates
- 12 dl d'eau froide
- 3 feuilles de laurier

1. Préchauffer le four à 400°F. Disposer les carottes, le céleri, l'oignon, les champignons et l'ail dans une grande plaque à pâtisserie à rebords ou un plat peu profond allant au four ; placer les os sur les légumes. Mélanger les tomates dans un robot culinaire jusqu'à consistance lisse. Étalez les tomates sur les os pour les couvrir (ce n'est pas grave si un peu de purée coule sur la poêle et les légumes). Rôtir pendant une heure à une heure et demie, ou jusqu'à ce que les os soient bruns et les légumes caramélisés. Transférez les os et les légumes dans une cocotte ou une

marmite de 10 à 12 litres. (Si une partie du mélange de tomates caramélise au fond de la casserole, ajoutez 1 tasse d'eau chaude dans la casserole et grattez les morceaux. Versez le liquide sur les os et les légumes en réduisant la quantité d'eau de 1 tasse.) Ajoutez le Froid. eau et feuilles de laurier.

2. Porter le mélange à ébullition lente à feu moyen-vif. Baissez le feu; couvrir et laisser mijoter le bouillon pendant 8 à 10 heures, en remuant de temps en temps.

3. Filtrez le bouillon ; jeter les os et les légumes. Bouillon froid; transférer le bouillon dans le récipient de stockage et conserver au réfrigérateur jusqu'à 5 jours ; congeler jusqu'à 3 mois.*

Instructions pour la mijoteuse : Pour une mijoteuse de 6 à 8 litres, utilisez 1 livre d'os de bœuf, 3 carottes, 3 branches de céleri, 1 oignon jaune et 1 gousse d'ail. Réduisez en purée 1 tomate et frottez-la dans les cuisses. Rôtissez comme indiqué, puis transférez les os et les légumes dans la mijoteuse. Grattez les tomates caramélisées comme indiqué et ajoutez-les à la mijoteuse. Ajoutez suffisamment d'eau pour couvrir. Couvrir et cuire à feu vif jusqu'à ce que le bouillon bout, environ 4 heures. Réduire à feu doux; cuire 12 à 24 heures. Filtrer le bouillon ; jeter les os et les légumes. Conserver comme indiqué.

*Astuce : Pour écumer facilement le bouillon, conservez-le dans un récipient couvert au réfrigérateur pendant la nuit. La graisse remontera à la surface et formera une couche solide qui pourra être facilement grattée. Le bouillon peut épaissir après refroidissement.

ÉPAULE DE PORC FROTTÉE AUX ÉPICES TUNISIENNES AVEC POMMES DE TERRE SAUTÉES ÉPICÉES

LES PRÉPARATIFS : 25 minutes grillage : 4 heures cuisson : 30 minutes donne : 4 portions

C'EST UN TRÈS BON PLAT À FAIREUNE FRAÎCHE JOURNÉE D'AUTOMNE. LA VIANDE RÔTIT PENDANT DES HEURES AU FOUR, CE QUI DONNE À VOTRE MAISON UNE ODEUR AGRÉABLE ET VOUS DONNE LE TEMPS DE FAIRE AUTRE CHOSE. LES POMMES DE TERRE FRITES AU FOUR NE SONT PAS AUSSI CROUSTILLANTES QUE LES POMMES DE TERRE BLANCHES, MAIS ELLES SONT DÉLICIEUSES À LEUR MANIÈRE, SURTOUT LORSQU'ELLES SONT TREMPÉES DANS DE LA MAYONNAISE À L'AIL.

COCHON

- 1 rôti de cuisse de porc de 2½ à 3 livres
- 2 cuillères à café de piment ancho moulu
- 2 cuillères à café de cumin moulu
- 1 cuillère à café de graines de cumin légèrement écrasées
- 1 cuillère à café de coriandre moulue
- ½ cuillère à café de curcuma moulu
- ¼ cuillère à café de cannelle moulue
- 3 cuillères à soupe d'huile d'olive

FRITES

- 4 patates douces moyennes (environ 2 livres), pelées et coupées en quartiers de 1/2 pouce d'épaisseur
- ½ cuillère à café de piment haché
- ½ cuillère à café de poudre d'oignon
- ½ cuillère à café de poudre d'ail

Huile d'olive

1 oignon, tranché finement

Paléo Aïoli (Mayonnaise à l'Ail) (voir ordonnance)

1. Préchauffer le four à 300°F. Coupez le gras de la viande. Mélangez le piment ancho moulu, le cumin moulu, le cumin, la coriandre, le curcuma et la cannelle dans un petit bol. Saupoudrer la viande du mélange d'épices; Utilisez vos doigts et frottez uniformément la viande.

2. Faites chauffer 1 cuillère à soupe d'huile d'olive à feu moyen-vif dans une cocotte allant au four de 5 à 6 litres. Faire dorer le porc de tous les côtés dans l'huile chaude. Couvrir et rôtir pendant environ 4 heures ou jusqu'à ce que le thermomètre à viande soit très tendre et enregistre 190 ° F. Retirer la cocotte du four. Laissez reposer à couvert pendant que vous préparez les chips et les oignons doux, en réservant 1 cuillère à soupe de graisse dans la cocotte.

3. Augmentez la température du four à 400 °F. Pour les frites de patates douces, mélangez les patates douces, les 2 cuillères à soupe d'huile d'olive restantes, le poivron rouge haché, la poudre d'oignon et la poudre d'ail dans un grand bol ; mélanger pour enrober. Tapisser une grande plaque à pâtisserie ou deux petites de papier d'aluminium; badigeonner avec plus d'huile d'olive. Disposez les patates douces en une seule couche sur les plaques à pâtisserie préparées. Cuire environ 30 minutes ou jusqu'à ce qu'elles soient tendres, en retournant les patates douces une fois à mi-cuisson.

4. Pendant ce temps, retirez la viande du faitout; couvrir de papier d'aluminium pour garder au chaud. Égoutter le jus

de cuisson en réservant 1 cuillère à soupe de graisse. Remettez la graisse réservée dans la cocotte. Ajouter l'oignon; cuire à feu moyen pendant environ 5 minutes ou jusqu'à ce qu'il soit tout juste ramolli, en remuant de temps en temps.

5. Transférez le porc et l'oignon dans une assiette de service. À l'aide de deux fourchettes, étirez le porc en larges lanières. Servir le porc et les frites avec le Paleo Aïoli.

ÉPAULE DE PORC GRILLÉE CUBAINE

LES PRÉPARATIFS:15 minutes Mariner : 24 heures Griller : 2 heures 30 minutes Laisser reposer : 10 minutes Donne : 6 à 8 portions

CONNU SOUS LE NOM DE « LECHON ASADO » DANS SON PAYS D'ORIGINE,CE RÔTI DE PORC EST MARINÉ DANS UNE COMBINAISON DE JUS D'AGRUMES FRAIS, D'ÉPICES, DE POIVRON ROUGE BROYÉ ET D'UNE GOUSSE D'AIL ENTIÈRE HACHÉE. LE CUIRE SUR DES CHARBONS ARDENTS APRÈS UNE NUIT DANS LA MARINADE LUI DONNE UNE GRANDE SAVEUR.

- 1 gousse d'ail, séparée, pelée et hachée
- 1 dl d'oignon haché grossièrement
- 1 tasse d'huile d'olive
- 1⅓ tasse de jus de citron vert frais
- ⅔ tasse de jus d'orange frais
- 1 cuillère à soupe de cumin moulu
- 1 cuillère à soupe d'origan séché, haché
- 2 cuillères à café de poivre noir fraîchement moulu
- 1 cuillère à café de piment haché
- 1 rôti d'épaule de porc désossé de 4 à 5 livres

1. Pour la marinade, séparez la tête d'ail en gousses. Épluchez et hachez finement les clous de girofle ; Placer dans un grand bol. Ajouter l'oignon, l'huile d'olive, le jus de citron vert, le jus d'orange, le cumin, l'origan, le poivre noir et le poivron rouge broyé. Mélangez bien et mettez de côté.

2. À l'aide d'un couteau à désosser, percez partout le porc frit. Plongez délicatement le steak dans la marinade, en le plongeant autant que possible dans le liquide. Couvrir hermétiquement le bol d'un film alimentaire. Laisser

mariner au réfrigérateur pendant 24 heures en retournant une fois.

3. Retirez le porc de la marinade. Versez la marinade dans une casserole moyenne. Cuit; faire bouillir pendant 5 minutes. Retirer du feu et laisser refroidir. Mettre de côté.

4. Pour un gril au charbon de bois, disposez les charbons à feu moyen autour d'une lèchefrite. Essayez un feu moyen sur la poêle. Placez la viande sur le gril au-dessus de la lèchefrite. Couvrir et griller pendant 2½ à 3 heures ou jusqu'à ce qu'un thermomètre à lecture instantanée inséré au centre du rôti indique 140°F. (Pour un gril à gaz, préchauffer le gril. Réduire le feu à moyen. Ajuster pour une cuisson indirecte. Placer la viande sur une grille au-dessus du brûleur éteint. Couvrir et griller comme indiqué.) Retirer la viande du gril. Couvrir légèrement de papier d'aluminium et laisser reposer 10 minutes avant de couper ou de tirer.

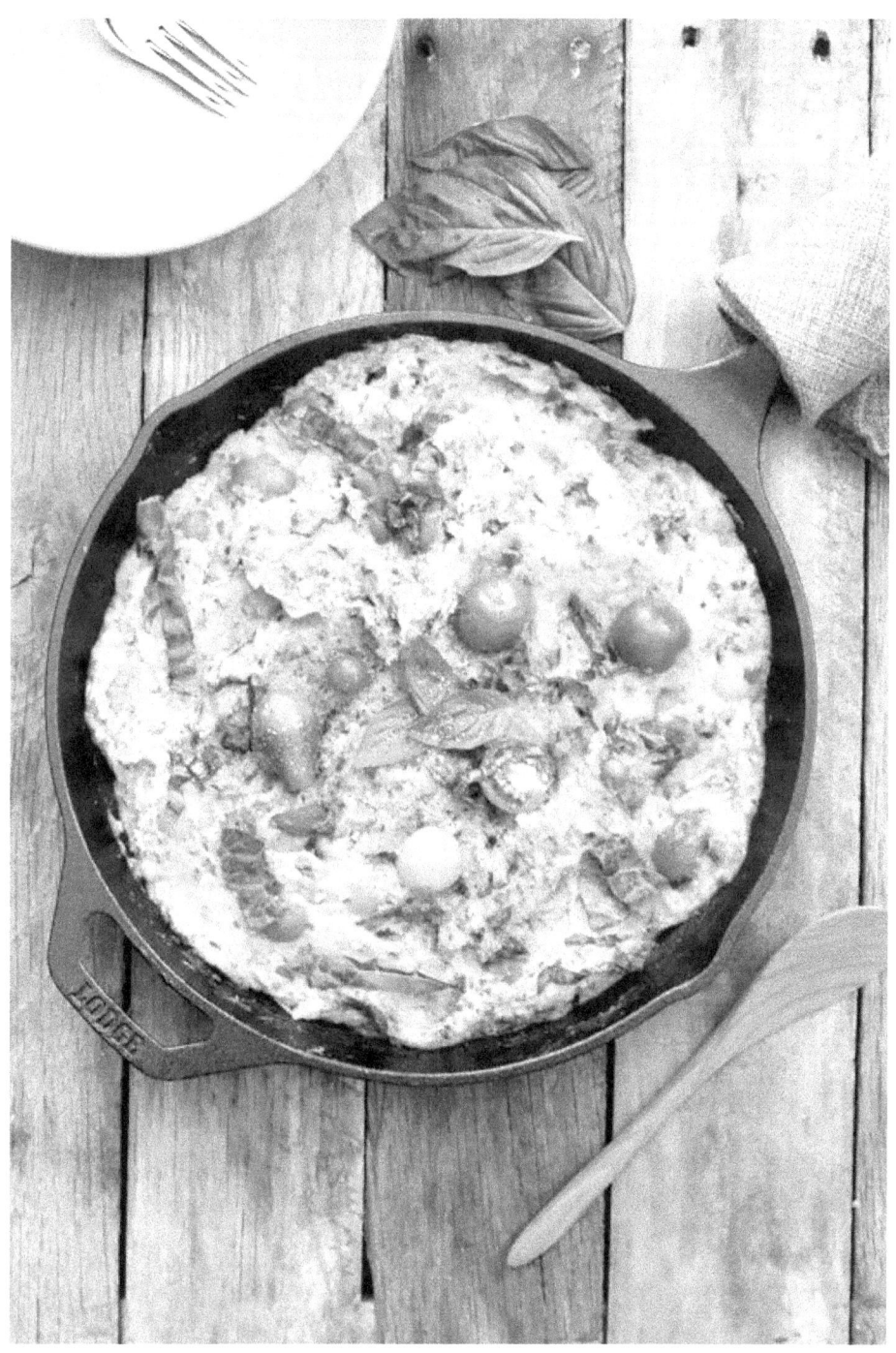

RÔTI DE PORC FROTTÉ AUX ÉPICES ITALIENNES AVEC LÉGUMES

LES PRÉPARATIFS:20 minutes de rôtissage : 2 heures 25 minutes de repos : 10 minutes donne : 8 portions

« FRAIS, C'EST MIEUX » EST UN BON MANTRAÀ SUIVRE LORSQU'IL S'AGIT DE CUISINER LA PLUPART DU TEMPS. MAIS LES HERBES SÉCHÉES FONCTIONNENT TRÈS BIEN DANS LES SAUCES À LA VIANDE. LORSQUE LES HERBES SONT SÉCHÉES, LEURS ARÔMES SE CONCENTRENT. AU CONTACT DE L'HUMIDITÉ DE LA VIANDE, ILS LIBÈRENT LEURS ARÔMES, COMME DANS CE RÔTI ITALIEN PARFUMÉ AU PERSIL, FENOUIL, ORIGAN, AIL ET PIMENT HACHÉ.

- 2 cuillères à soupe de persil séché, haché
- 2 cuillères à soupe de graines de fenouil hachées
- 4 cuillères à café d'origan séché, haché
- 1 cuillère à café de poivre noir fraîchement moulu
- ½ cuillère à café de piment haché
- 4 gousses d'ail, émincées
- 1 rôti de cuisse de porc avec os de 4 lb
- 1 ou 2 cuillères à soupe d'huile d'olive
- 1¼ tasse d'eau
- 2 oignons moyens, pelés et coupés en quartiers
- 1 gros fenouil, nettoyé, épépiné et coupé en quartiers
- 2 livres de choux de Bruxelles

1. Préchauffer le four à 325°F. Dans un petit bol, mélanger le persil, les graines de fenouil, l'origan, le poivre noir, le poivron rouge broyé et l'ail ; mettre de côté. Attachez le rôti de porc si nécessaire. Coupez le gras de la viande. Frotter la viande sur toutes ses faces avec le mélange

d'épices. Si vous le souhaitez, attachez à nouveau le steak pour le maintenir ensemble.

2. Faites chauffer l'huile à feu moyen-vif dans une cocotte. Faire dorer la viande de tous les côtés dans l'huile chaude. Retirez la graisse. Versez de l'eau de cocotte autour du rôti. Rôtir à découvert pendant 1 1/2 heures. Disposez l'oignon et le fenouil autour du rôti de porc. Couvrir et rôtir encore 30 minutes.

3. Pendant ce temps, nettoyez les choux de Bruxelles et retirez les feuilles extérieures fanées. Coupez les choux de Bruxelles en deux. Placez les choux de Bruxelles dans la cocotte en les disposant sur les autres légumes. Couvrir et rôtir encore 30 à 35 minutes ou jusqu'à ce que les légumes et la viande soient tendres. Disposez la viande sur une assiette de service et recouvrez-la d'une feuille de papier d'aluminium. Laisser poser 15 minutes avant de couper. Mélanger les légumes avec le jus de cuisson pour les enrober. À l'aide d'une écumoire, retirer les légumes dans un plat de service ou un bol; couvrir pour rester au chaud.

4. À l'aide d'une grande cuillère, écumer le gras du jus de cuisson. Versez le reste du jus de cuisson dans une passoire. Tranchez le porc, retirez l'os. Servir la viande avec les légumes et le jus de cuisson.

TAUPE DE PORC À LA MIJOTEUSE

LES PRÉPARATIFS : 20 minutes de cuisson lente : 8 à 10 heures (faible) ou 4 à 5 heures (élevée) donne : 8 portions

AU CUMIN, CORIANDRE, ORIGAN, TOMATES, AMANDES, RAISINS SECS, PIMENT ET CHOCOLAT, CETTE SAUCE RICHE ET ÉPICÉE A BEAUCOUP DE CHOSES, DANS LE TRÈS BON SENS. C'EST UN REPAS IDÉAL POUR COMMENCER VOTRE JOURNÉE AVANT DE PARTIR EN JOURNÉE. LORSQUE VOUS RENTREZ CHEZ VOUS, LE DÎNER EST PRESQUE PRÊT ET VOTRE MAISON SENT BON.

- 1 rôti d'épaule de porc désossé de 3 livres
- 1 dl d'oignon haché grossièrement
- 3 gousses d'ail, tranchées
- 1 1/2 tasse de bouillon de bœuf (voir ordonnance), bouillon d'os de poulet (voir ordonnance), ou bouillon de bœuf ou de poulet sans sel ajouté
- 1 cuillère à soupe de cumin moulu
- 1 cuillère à soupe de coriandre moulue
- 2 cuillères à café d'origan séché, haché
- 1 boîte de 15 onces de tomates en dés, non salées, égouttées
- 1 boîte de 6 onces de pâte de tomate non salée
- ½ tasse d'amandes tranchées, grillées (voir conseil)
- ¼ tasse de raisins secs dorés ou de groseilles non mûrs
- 2 onces de chocolat non sucré (comme la barre de cacao à 99 % Scharffen Berger), haché grossièrement
- 1 piment ancho ou chipotle entier séché
- 2 bâtons de cannelle de 4 pouces
- ¼ tasse de coriandre fraîche hachée
- 1 avocat, pelé, épépiné et tranché finement
- 1 citron vert, coupé en quartiers
- ⅓ tasse de graines de citrouille vertes grillées et non salées (facultatif) (voir conseil)

1. Coupez le gras du rôti de porc. Si nécessaire, coupez la viande pour l'adapter à une mijoteuse de 5 à 6 litres ; mettre de côté.

2. Mélangez l'oignon et l'ail dans la mijoteuse. Dans une tasse à mesurer en verre de 2 tasses, mélanger le bouillon de bœuf, le cumin, la coriandre et l'origan ; verser dans la mijoteuse. Mélangez les tomates en dés, la purée de tomates, les amandes, les raisins secs, le chocolat, le piment séché et les bâtons de cannelle. Mettez la viande dans la marmite. Versez un peu du mélange de tomates sur le dessus. Couvrir et cuire à feu doux pendant 8 à 10 heures ou à feu vif pendant 4 à 5 heures ou jusqu'à ce que le porc soit tendre.

3. Transférez le porc sur une planche à découper. refroidir légèrement. À l'aide de deux fourchettes, séparez la viande en lanières. Couvrir la viande de papier d'aluminium et réserver.

4. Retirez et jetez le piment séché et les bâtons de cannelle. À l'aide d'une grande cuillère, écumer le gras du mélange de tomates. Transférez le mélange de tomates dans un mélangeur ou un robot culinaire. Couvrir et mélanger ou mélanger jusqu'à ce que le mélange soit presque lisse. Remettez le porc effiloché et la sauce dans la mijoteuse. Garder au chaud à feu doux jusqu'au moment de servir, jusqu'à 2 heures.

5. Incorporez la coriandre juste avant de servir. Servir la taupe dans des bols et garnir de tranches d'avocat, de quartiers de citron vert et, si désiré, de graines de citrouille.

RAGOÛT DE POTIRON ET DE PORC ÉPICÉ AU CUMIN

LES PRÉPARATIFS:30 minutes de préparation : il y a 1 heure : 4 portions

MOUTARDE POIVRÉE ET COURGE MUSQUÉEAJOUTEZ DES COULEURS VIVES ET TOUTE UNE SÉRIE DE VITAMINES, AINSI QUE DES FIBRES ET DE L'ACIDE FOLIQUE, À CE RAGOÛT ÉPICÉ AUX SAVEURS D'EUROPE DE L'EST.

- 1 1¼ à 1½ livre de rôti d'épaule de porc
- 1 cuillère à soupe de paprika
- 1 cuillère à soupe de graines de cumin finement hachées
- 2 cuillères à café de moutarde sèche
- ¼ cuillère à café de poivre de Cayenne
- 2 cuillères à soupe d'huile de coco raffinée
- 8 onces de champignons de Paris frais, tranchés finement
- 2 branches de céleri, coupées transversalement en tranches de 1 pouce
- 1 petit oignon rouge, coupé en fines tranches
- 6 gousses d'ail, émincées
- 5 tasses de bouillon d'os de poulet (voir_ordonnance_) ou bouillon de poulet sans sel ajouté
- 2 tasses de citrouille pelée en dés
- 3 tasses de moutarde ou de chou grossièrement haché
- 2 cuillères à soupe de sauge fraîche hachée
- ¼ tasse de jus de citron frais

1. Coupez le gras du porc. Couper le porc en cubes de 1½ pouce; Placer dans un grand bol. Dans un petit bol, mélanger le paprika, le cumin, la moutarde sèche et le poivre de Cayenne. Saupoudrer sur le porc en remuant pour bien l'enrober.

2. Faites chauffer l'huile de noix de coco à feu moyen-vif dans une cocotte de 4 à 5 litres. Ajouter la moitié de la viande; cuire jusqu'à ce qu'il soit doré, en remuant de temps en temps. Retirez la viande de la poêle. Répétez avec le reste de la viande. Mettez la viande de côté.

3. Ajoutez les champignons, le céleri, l'oignon rouge et l'ail dans la cocotte. Cuire 5 minutes en remuant de temps en temps. Remettez la viande dans la cocotte. Ajoutez délicatement le bouillon d'os de poulet. Cuit; Baissez le feu. Couvrir et laisser mijoter 45 minutes. Incorporer le potiron. Couvrir et laisser mijoter encore 10 à 15 minutes ou jusqu'à ce que le porc et la courge soient tendres. Incorporer la moutarde et la sauge. Cuire 2 à 3 minutes ou jusqu'à ce que les légumes soient juste tendres. Incorporer le jus de citron.

STEAK DE SURLONGE FARCI AUX FRUITS AVEC SAUCE AU BRANDY

LES PRÉPARATIFS:30 minutes de cuisson : 10 minutes de grillage : 1 heure et 15 minutes de repos : 15 minutes de préparation : 8 à 10 portions

CE RÔTI ÉLÉGANT EST PARFAIT POURUNE OCCASION SPÉCIALE OU UNE RÉUNION DE FAMILLE, SURTOUT À L'AUTOMNE. SES SAVEURS - POMMES, MUSCADE, FRUITS SECS ET PACANES - CAPTURENT L'ESSENCE DE CETTE SAISON. SERVIR AVEC UNE PURÉE DE POMMES DE TERRE AUX BLEUETS ET UNE SALADE DE CHOU ROUGE RÔTI (VOIRORDONNANCE).

FAIRE FRIRE

- 1 cuillère à soupe d'huile d'olive
- 2 tasses de pommes Granny Smith hachées et pelées (environ 2 moyennes)
- 1 échalote, hachée finement
- 1 cuillère à soupe de thym frais haché
- ¾ cuillère à café de poivre noir fraîchement moulu
- ⅛ cuillère à café de muscade moulue
- ½ tasse d'abricots secs non mûrs hachés
- ¼ tasse de pacanes hachées, grillées (voirconseil)
- 1 tasse de bouillon d'os de poulet (voirordonnance) ou bouillon de poulet sans sel ajouté
- 1 steak de longe de porc désossé de 3 livres (longe simple)

SAUCE AU COGNAC

- 2 cuillères à soupe de cidre de pomme
- 2 cuillères à soupe de cognac
- 1 cuillère à café de moutarde de Dijon (voirordonnance)
- Poivre noir fraîchement moulu

1. Pour la garniture, faites chauffer l'huile d'olive dans une grande poêle à feu moyen. Ajouter les pommes, les

oignons verts, le thym, ¼ cuillère à café de paprika et la muscade ; cuire 2 à 4 minutes ou jusqu'à ce que les pommes et les échalotes soient tendres et dorées, en remuant de temps en temps. Incorporer les abricots, les pacanes et 1 cuillère à soupe de bouillon. Cuire à découvert 1 minute pour ramollir les abricots. Retirer du feu et mettre de côté.

2. Préchauffer le four à 325°F. Papillonnez le rôti de porc en coupant le centre du rôti dans le sens de la longueur, en coupant à moins de ½ pouce de l'autre côté. Ouvrez le rôti. Placez le couteau dans la coupe en V, faites-le pivoter horizontalement d'un côté du V et coupez à moins de ½ pouce du côté. Répétez de l'autre côté du V. Étalez le rôti et couvrez d'une pellicule plastique. En travaillant du centre vers les bords, martelez le steak avec un maillet à viande jusqu'à ce qu'il atteigne environ ¾ de pouce d'épaisseur. Retirez et jetez le film plastique. Étalez la farce sur le rôti. En commençant par un côté court, roulez le steak en spirale. Attachez avec de la ficelle de cuisine 100 % coton à plusieurs endroits pour maintenir le rôti ensemble. Saupoudrer le rôti de la ½ cuillère à café de poivre restante.

3. Placez le steak sur une grille dans une rôtissoire peu profonde. Insérez un thermomètre à four au centre du rôti (pas dans la farce). Rôtir, à découvert, pendant 1 heure 15 minutes à 1 heure 30 minutes ou jusqu'à ce que le thermomètre indique 145 ° F. Retirer le rôti et couvrir sans serrer de papier d'aluminium; laisser reposer 15 minutes avant de couper.

4. Pendant ce temps, pour la sauce au brandy, mélangez le reste du bouillon et le cidre de pomme dans la poêle, en fouettant pour racler les morceaux dorés. Filtrer le jus de cuisson dans une casserole moyenne. Cuit; cuire environ 4 minutes ou jusqu'à ce que la sauce réduise d'un tiers. Incorporer le cognac et la moutarde de Dijon. Assaisonner au goût avec plus de poivre. Servir la sauce avec le rôti de porc.

PORCHETTA RÔTI DE PORC

LES PRÉPARATIFS : 15 minutes de marinage : Toute la nuit : 40 minutes de rôtissage : 1 heure Pour : 6 portions

PORCHETTA ITALIENNE TRADITIONNELLE (PARFOIS ORTHOGRAPHIÉ PORETTA EN ANGLAIS AMÉRICAIN) EST UN COCHON DE LAIT DÉSOSSÉ FARCI D'AIL, DE FENOUIL, DE POIVRE ET D'HERBES COMME LA SAUGE OU LE ROMARIN, QUI EST ENSUITE PLACÉ SUR UNE BROCHETTE ET RÔTI SUR DU BOIS. IL EST AUSSI GÉNÉRALEMENT TRÈS SALÉ. CETTE VERSION PALÉO EST SIMPLIFIÉE ET TRÈS SAVOUREUSE. REMPLACEZ LA SAUGE PAR DU ROMARIN FRAIS, SI VOUS LE SOUHAITEZ, OU UTILISEZ UN MÉLANGE DES DEUX HERBES.

- 1 steak de longe de porc désossé de 2 à 3 livres
- 2 cuillères à soupe de graines de fenouil
- 1 cuillère à café de grains de poivre noir
- ½ cuillère à café de piment haché
- 6 gousses d'ail, émincées
- 1 cuillère à soupe de zeste d'orange finement haché
- 1 cuillère à soupe de sauge fraîche hachée
- 3 cuillères à soupe d'huile d'olive
- ½ dl de vin blanc sec
- ½ tasse de bouillon d'os de poulet (voir ordonnance) ou bouillon de poulet sans sel ajouté

1. Sortez le rôti de porc du réfrigérateur. laissez-le reposer à température ambiante pendant 30 minutes. Pendant ce temps, dans une petite poêle, faire griller les graines de fenouil à feu moyen-vif, en remuant fréquemment, pendant environ 3 minutes ou jusqu'à ce qu'elles soient foncées et parfumées ; Froid. Transférer dans un moulin à épices ou un moulin à café propre. Ajoutez les grains de

poivre et le piment haché. Broyer jusqu'à obtenir une consistance moyenne-fine. (Ne pas réduire en poudre.)

2. Préchauffer le four à 325°F. Mélangez les épices moulues, l'ail, le zeste d'orange, la sauge et l'huile d'olive dans un petit bol pour obtenir une pâte. Placer le rôti de porc sur une grille dans une petite rôtissoire. Frottez le mélange dans le porc. (Si vous le souhaitez, placez le porc salé dans un plat allant au four en verre de 9 × 13 × 2 pouces. Couvrez d'une pellicule plastique et réfrigérez toute la nuit pour mariner. Transférez la viande dans un plat allant au four avant la cuisson et laissez reposer à température ambiante pendant 30 minutes avant cuisson.)

3. Rôtir de porc pendant 1 à 1½ heures ou jusqu'à ce qu'un thermomètre à lecture instantanée inséré au centre du rôti indique 145°F. Transférer le rôti sur une planche à découper et couvrir légèrement de papier d'aluminium. Laisser reposer 10 à 15 minutes avant de couper.

4. Pendant ce temps, versez le jus de cuisson dans une tasse à mesurer en verre. Écrémer le gras du dessus; mettre de côté. Mettez la casserole sur le feu. Versez le vin et le bouillon d'os de poulet dans la poêle. Porter à ébullition à feu moyen en remuant pour gratter les morceaux dorés. Cuire environ 4 minutes ou jusqu'à ce que le mélange ait légèrement réduit. Incorporer le jus de cuisson réservé; soumis à des tensions. Trancher le porc et servir avec la sauce.

LONGE DE PORC BRAISÉE AUX TOMATES

LES PRÉPARATIFS :40 minutes Rôtissage : 10 minutes Cuisson : 20 minutes Rôtissage : 40 minutes Repos : 10 minutes Donne : 6 à 8 portions

---

LES TOMATILLES ONT UN ENROBAGE COLLANT ET JUTEUXSOUS LEURS PEAUX DE PAPIER. APRÈS AVOIR RETIRÉ LA PEAU, RINCEZ-LES RAPIDEMENT SOUS L'EAU COURANTE ET ELLES SONT PRÊTES À L'EMPLOI.

- 1 livre de tomatilles, pelées, secouées et rincées
- 4 piments serrano, équeutés, évidés et coupés en deux (voir conseil)
- 2 piments jalapeños, équeutés, évidés et coupés en deux (voir conseil)
- 1 gros poivron jaune, secoué, épépiné et coupé en deux
- 1 gros poivron orange, équeuté, épépiné et coupé en deux
- 2 cuillères à soupe d'huile d'olive
- 1 rôti de longe de porc désossé de 2 à 2½ livres
- 1 gros oignon jaune, pelé, coupé en deux et tranché finement
- 4 gousses d'ail, émincées
- ¾ tasse d'eau
- ¼ tasse de jus de citron vert frais
- ¼ tasse de coriandre fraîche hachée

1. Chauffer le gril à feu vif. Tapisser une plaque à pâtisserie de papier d'aluminium. Disposez les tomatilles, les piments serrano, les jalapeños et les poivrons sur la plaque à pâtisserie préparée. Rôtir les légumes à 4 pouces du feu jusqu'à ce qu'ils soient bien carbonisés, en retournant les tomatilles de temps en temps et en retirant les légumes une fois carbonisés, environ 10 à 15 minutes. Placer les serranos, les jalapeños et les tomatilles dans un bol. Disposez les poivrons dans une assiette. Mettez les légumes de côté pour qu'ils refroidissent.

2. Faites chauffer l'huile à feu moyen-vif dans une grande poêle jusqu'à ce qu'elle brille. Séchez le rôti de porc avec du papier absorbant propre et placez-le dans la poêle. Cuire jusqu'à ce qu'il soit bien doré de tous les côtés, en retournant le steak pour obtenir une couleur uniforme. Transférer le rôti dans une assiette. Baisser le feu à moyen. Ajouter l'oignon dans la poêle; cuire et remuer pendant 5 à 6 minutes ou jusqu'à ce qu'ils soient dorés. Ajouter l'ail; cuire encore 1 minute. Retirez la casserole du feu.

3. Préchauffer le four à 350°F. Pour la salsa aux tomates, mélangez les tomatilles, les serranos et les jalapeños dans un robot culinaire ou un mélangeur. Couvrir et mélanger ou mélanger jusqu'à consistance lisse; ajouter l'oignon dans la poêle. Remettez la casserole sur le feu. Cuit; cuire de 4 à 5 minutes ou jusqu'à ce que le mélange soit foncé et épais. Incorporer l'eau, le jus de citron vert et la coriandre.

4. Étalez la salsa aux tomates dans une casserole peu profonde ou un plat allant au four rectangulaire de 3 litres. Placer le rôti de porc dans la sauce. Couvrir hermétiquement de papier d'aluminium. Rôtir pendant 40 à 45 minutes ou jusqu'à ce qu'un thermomètre à lecture instantanée inséré au centre du rôti indique 140 °F.

5. Coupez les poivrons en lanières. Incorporer la sauce tomatille dans la poêle. Rideau lâche avec du papier d'aluminium ; laisser reposer 10 minutes. Coupez la viande; incorporer à la sauce. Servir les tranches de porc généreusement garnies de salsa de tomatilles.

FILET DE PORC FARCI AUX ABRICOTS

LES PRÉPARATIFS:20 minutes de rôtissage : 45 minutes de repos : 5 minutes pour : 2 à 3 portions

- 2 abricots frais de taille moyenne, hachés grossièrement
- 2 cuillères à soupe de raisins secs non blanchis
- 2 cuillères à soupe de noix hachées
- 2 cuillères à café de gingembre frais râpé
- ¼ cuillère à café de cardamome moulue
- 1 filet de porc de 12 onces
- 1 cuillère à soupe d'huile d'olive
- 1 cuillère à soupe de moutarde de Dijon (voir<u>ordonnance</u>)
- ¼ cuillère à café de poivre noir

1. Préchauffer le four à 375°F. Tapisser une plaque à pâtisserie de papier d'aluminium; placer une grille sur la plaque à pâtisserie.

2. Mélangez les abricots, les raisins secs, les noix, le gingembre et la cardamome dans un petit bol.

3. Faites une coupe dans le sens de la longueur au centre du porc, en coupant à moins de ½ pouce de l'autre côté. Ouvre-papillon. Placer le porc entre deux couches de film alimentaire. À l'aide du côté plat d'un maillet à viande, pilez légèrement la viande jusqu'à ce qu'elle atteigne environ ½ pouce d'épaisseur. Pliez l'arrière pour créer un rectangle uniforme. Battez légèrement la viande pour qu'elle devienne uniformément épaisse.

4. Étalez le mélange d'abricots sur le porc. En commençant par l'extrémité la plus étroite, enroulez le porc. Attachez avec de la ficelle de cuisine 100 % coton, d'abord au centre, puis à intervalles de 1 pouce. Placez le steak sur le gril.

5. Mélanger l'huile d'olive et la moutarde de Dijon ; badigeonner le rôti. Saupoudrer le rôti de poivre. Rôtir pendant 45 à 55 minutes ou jusqu'à ce qu'un thermomètre à lecture instantanée inséré au centre du rôti indique 140 ° F. Laisser reposer 5 à 10 minutes avant de découper.

FILET DE PORC RÔTI AUX HERBES AVEC HUILE D'AIL CROUSTILLANT

LES PRÉPARATIFS : 15 minutes de rôtissage : 30 minutes de cuisson : 8 minutes de repos : 5 minutes pour : 6 portions

⅓ tasse de moutarde de Dijon (voir ordonnance)
¼ tasse de persil frais haché
2 cuillères à soupe de thym frais haché
1 cuillère à soupe de romarin frais haché
½ cuillère à café de poivre noir
2 filets de porc de 12 onces
½ tasse d'huile d'olive
¼ tasse d'ail frais finement haché
¼ à 1 cuillère à café de poivron rouge broyé

1. Préchauffer le four à 450°F. Tapisser une plaque à pâtisserie de papier d'aluminium; placer une grille sur la plaque à pâtisserie.

2. Dans un petit bol, mélangez la moutarde, le persil, le thym, le romarin et le poivre noir pour obtenir une pâte. Étalez le mélange de moutarde et d'herbes sur le dessus et les côtés du porc. Transférez le porc sur le gril. Placer le rôti au four; réduire la température à 375 °F. Rôtir pendant 30 à 35 minutes ou jusqu'à ce qu'un thermomètre à lecture instantanée inséré au centre du rôti indique 140 ° F. Laisser reposer 5 à 10 minutes avant de découper.

3. Pendant ce temps, pour l'huile d'ail, mélangez l'huile d'olive et l'ail dans une petite casserole. Cuire à feu moyen-vif pendant 8 à 10 minutes ou jusqu'à ce que l'ail soit doré et commence à devenir croustillant (ne laissez pas l'ail brûler). Retirer du feu; ajoutez le piment haché. Porc

tranché; Verser l'huile d'ail sur les tranches avant de servir.

PORC ÉPICÉ INDIEN AVEC SAUCE À LA NOIX DE COCO

DU DÉBUT À LA FIN:20 minutes donnent : 2 portions

3 cuillères à café de curry en poudre

2 cuillères à café de garam masala non salé

1 cuillère à café de cumin moulu

1 cuillère à café de coriandre moulue

1 filet de porc de 12 onces

1 cuillère à soupe d'huile d'olive

½ tasse de lait de coco naturel (comme la marque Nature's Way)

¼ tasse de coriandre fraîche hachée

2 cuillères à soupe de menthe fraîche râpée

1. Mélangez 2 cuillères à café de poudre de curry, le garam masala, le cumin et la coriandre dans un petit bol. Couper le porc en tranches de 1/2 pouce d'épaisseur; saupoudrer d'épices. .

2. Faites chauffer l'huile d'olive à feu moyen dans une grande poêle. Ajouter les tranches de porc dans la poêle; cuire 7 minutes en retournant une fois. Retirer le porc de la poêle; couvrir pour rester au chaud. Pour la sauce, ajoutez le lait de coco et la cuillère à café de curry restante dans la poêle, en remuant pour gratter les morceaux. Cuire à feu doux pendant 2 ou 3 minutes. Incorporer la coriandre et la menthe. Ajouter le porc; cuire jusqu'à ce que le tout soit bien chaud, verser la sauce sur le porc.

ESCALOPES DE PORC ÉPICÉES AUX POMMES ET CHÂTAIGNES

LES PRÉPARATIFS : 20 minutes de cuisson : 15 minutes pour : 4 portions

2 filets de porc de 12 onces
1 cuillère à soupe de poudre d'oignon
1 cuillère à soupe de poudre d'ail
½ cuillère à café de poivre noir
2 à 4 cuillères à soupe d'huile d'olive
2 pommes Fuji ou Pink Lady, pelées, évidées et hachées grossièrement
¼ tasse d'échalotes finement hachées
¾ cuillère à café de cannelle moulue
⅛ cuillère à café de clous de girofle moulus
⅛ cuillère à café de muscade moulue
½ tasse de bouillon d'os de poulet (voir ordonnance) ou bouillon de poulet non salé
2 cuillères à soupe de jus de citron frais
½ tasse de châtaignes grillées ou de pacanes hachées* décortiquées et hachées
1 cuillère à soupe de sauge fraîche hachée

1. Coupez les filets en tranches de ½ pouce d'épaisseur sur un coin. Disposez les tranches de porc entre deux feuilles de film alimentaire. À l'aide du côté plat d'un attendrisseur de viande, piler jusqu'à consistance fine. Saupoudrer les tranches de poudre d'oignon, de poudre d'ail et de poivre noir.

2. Faites chauffer 2 cuillères à soupe d'huile d'olive à feu moyen dans une grande poêle. Cuire le porc, par lots, pendant 3 à 4 minutes, en le retournant une fois et en ajoutant de l'huile si nécessaire. Transférer le porc dans une assiette; couvrir et garder au chaud.

3. Augmentez le feu à moyen-vif. Ajoutez les pommes, les échalotes, la cannelle, les clous de girofle et la muscade. Cuire et remuer pendant 3 minutes. Incorporer le bouillon d'os de poulet et le jus de citron. Couvrir et cuire 5 minutes. Retirer du feu; ajoutez les châtaignes et la sauge. Servir le mélange de pommes sur le porc.

*Remarque : Pour rôtir les châtaignes, préchauffer le four à 400 °F. Découpez un X sur un côté de la coque de châtaigne. Cela permettra à la peau de se détacher pendant la cuisson. Placez les châtaignes dans une rôtissoire et faites-les rôtir pendant 30 minutes ou jusqu'à ce que la peau se détache des noix et que celles-ci soient tendres. Enveloppez les marrons grillés dans un torchon propre. Pelez la coque et la peau de la noix jaune-blanche.

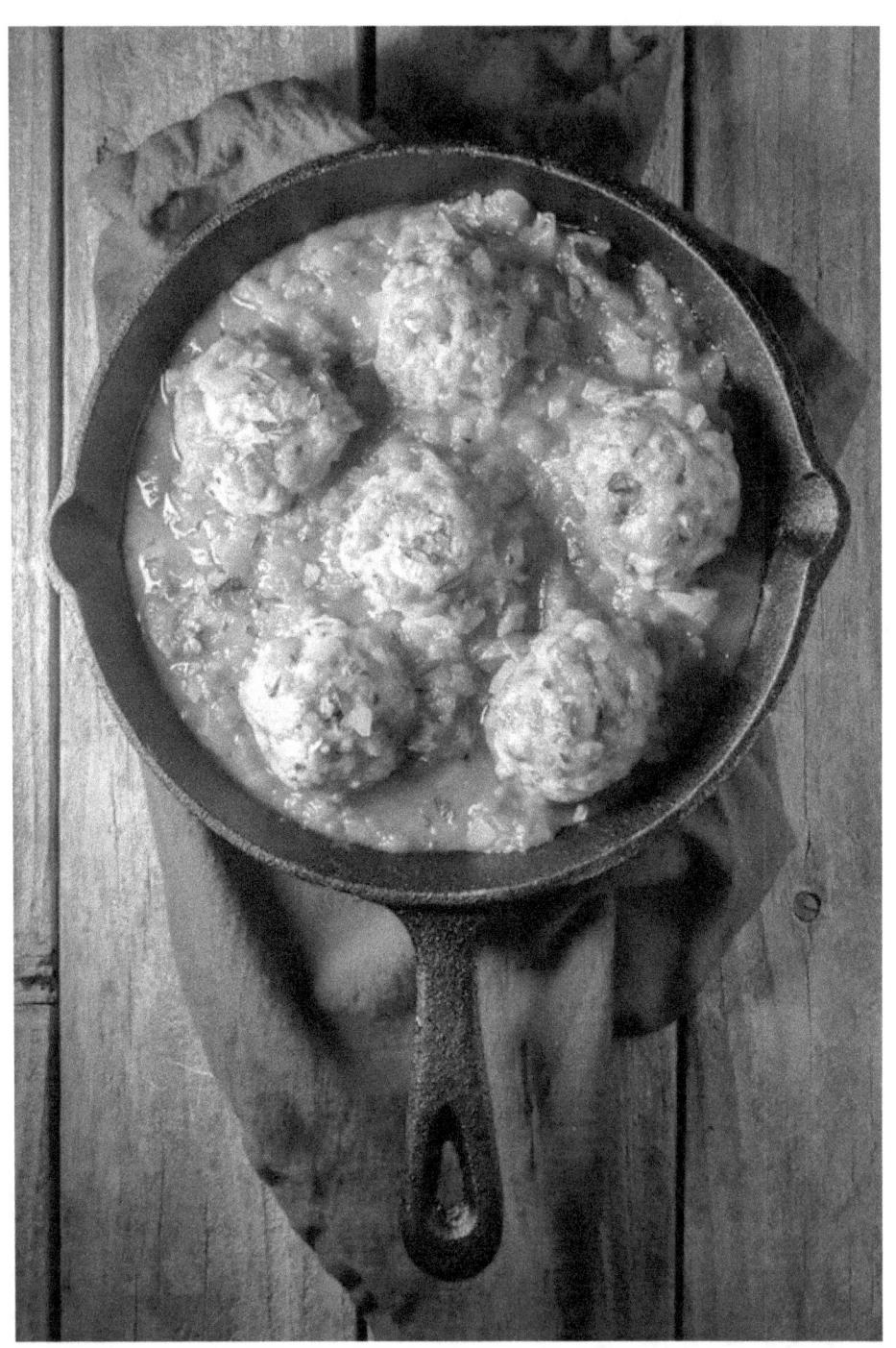

FAJITA DE PORC AU WOK

LES PRÉPARATIFS : 20 minutes de cuisson : 22 minutes pour : 4 portions

1 livre de filet de porc, coupé en lanières de 2 pouces

3 cuillères à soupe d'assaisonnement pour fajita non salé ou d'assaisonnement mexicain (voir ordonnance)

2 cuillères à soupe d'huile d'olive

1 petit oignon, tranché finement

½ poivron rouge, épépiné et tranché finement

½ poivron orange, épépiné et tranché finement

1 jalapeño, secoué et tranché finement (voir conseil) (facultatif)

½ cuillère à café de cumin

1 tasse de champignons frais tranchés finement

3 cuillères à soupe de jus de citron vert frais

½ tasse de coriandre fraîche hachée

1 avocat dénoyauté, pelé et coupé en dés

Sauce désirée (voir ordonnance)

1. Saupoudrer le porc de 2 cuillères à soupe d'assaisonnement pour fajita. Faites chauffer 1 cuillère à soupe d'huile à feu moyen-vif dans une très grande poêle. Ajouter la moitié du porc ; cuire et remuer environ 5 minutes ou jusqu'à ce qu'il ne soit plus rose. Transférer la viande dans un bol et couvrir pour la garder au chaud. Répéter avec le reste de l'huile et du porc.

2. Baissez le feu à moyen. Ajoutez 1 cuillère à soupe d'assaisonnement pour fajita restante, l'oignon, le poivron, le jalapeño et le cumin. Cuire et remuer pendant environ 10 minutes ou jusqu'à ce que les légumes soient tendres. Remettez toute la viande et les jus accumulés dans la poêle. Incorporer les champignons et le jus de citron vert. Cuire jusqu'à ce que le tout soit bien chaud.

Retirer la poêle du feu; ajoutez la coriandre. Servir avec l'avocat et la salsa désirée.

FILET DE PORC AU PORTO ET PRUNES

LES PRÉPARATIFS:10 minutes de friture : 12 minutes de repos : 5 minutes Pour : 4 portions

LE PORTO EST UN VIN FORT,CE QUI SIGNIFIE QU'IL CONTIENT UN ALCOOL DE TYPE BRANDY AJOUTÉ POUR ARRÊTER LE PROCESSUS DE FERMENTATION. CELA SIGNIFIE QU'IL CONTIENT PLUS DE SUCRE RÉSIDUEL QUE LE VIN DE TABLE ROUGE ET QU'IL A DONC UN GOÛT PLUS SUCRÉ. CE N'EST PAS QUELQUE CHOSE QUE L'ON A ENVIE DE BOIRE TOUS LES JOURS, MAIS UN PEU UTILISÉ EN CUISINE DE TEMPS EN TEMPS, C'EST BIEN.

- 2 filets de porc de 12 onces
- 2½ cuillères à café de coriandre moulue
- ¼ cuillère à café de poivre noir
- 2 cuillères à soupe d'huile d'olive
- 1 échalote, tranchée
- ½ dl de Porto
- ½ tasse de bouillon d'os de poulet (voir<u>ordonnance</u>) ou bouillon de poulet sans sel ajouté
- 20 pruneaux non cultivés dénoyautés (pruneaux)
- ½ cuillère à café de piment haché
- 2 cuillères à café d'estragon frais haché

1. Préchauffer le four à 400°F. Saupoudrer le porc de 2 cuillères à café de coriandre et de poivre noir.

2. Faites chauffer l'huile d'olive à feu moyen dans une grande poêle allant au four. Placer le filet dans la poêle. Cuire jusqu'à ce qu'ils soient dorés de tous les côtés, en tournant pour dorer uniformément, environ 8 minutes. Mettez le plat au four. Rôtir, à découvert, environ 12 minutes ou jusqu'à ce qu'un thermomètre à lecture instantanée inséré

au centre du rôti indique 140 ° F. Transférer le filet sur une planche à découper. Couvrir légèrement de papier d'aluminium et laisser reposer 5 minutes.

3. Pendant ce temps, pour la sauce, égouttez le gras de la poêle en réservant 1 cuillère à soupe. Cuire les échalotes dans le jus réservé dans une poêle à feu moyen pendant environ 3 minutes ou jusqu'à ce qu'elles soient dorées et tendres. Ajoutez le porto dans la poêle. Porter à ébullition en remuant pour gratter les morceaux dorés. Ajoutez le bouillon d'os de poulet, les pruneaux, le poivron rouge broyé et la ½ cuillère à café de coriandre restante. Cuire à feu moyen pour réduire légèrement, environ 1 à 2 minutes. Incorporer l'estragon.

4. Tranchez le porc et servez-le avec des prunes et de la sauce.

PORC FAÇON MOO SHU DANS DES SALADIERS AVEC LÉGUMES MARINÉS

DU DÉBUT À LA FIN: 45 minutes donnent : 4 portions

SI VOUS AVEZ MANGÉ UN PLAT TRADITIONNEL MOO SHU DANS UN RESTAURANT CHINOIS, VOUS SAVEZ QUE C'EST UNE SAVOUREUSE GARNITURE DE VIANDE ET DE LÉGUMES MANGÉE DANS DE FINES CRÊPES AVEC UNE SAUCE SUCRÉE AUX PRUNES OU HOISIN. CETTE VERSION PALÉO PLUS LÉGÈRE ET PLUS FRAÎCHE COMPREND DU PORC, DU BOK CHOY ET DES CHAMPIGNONS SHIITAKE SAUTÉS AVEC DU GINGEMBRE ET DE L'AIL ET SE DÉGUSTE DANS DES ROULÉS DE LAITUE AVEC DES LÉGUMES MARINÉS CROQUANTS.

LÉGUMES MARINÉS

- 1 tasse de carottes en julienne
- 1 tasse de radis daikon en julienne
- ¼ tasse d'oignon rouge tranché
- 1 tasse de jus de pomme non sucré
- ½ tasse de vinaigre de cidre

COCHON

- 2 cuillères à soupe d'huile d'olive ou d'huile de coco raffinée
- 3 œufs légèrement battus
- 8 onces de longe de porc, coupée en lanières de 2 × ½ pouce
- 2 cuillères à café de gingembre frais finement haché
- 4 gousses d'ail, émincées
- 2 dl de chou napa tranché finement
- 1 tasse de champignons shiitake tranchés finement
- ¼ tasse d'échalotes émincées
- 8 feuilles de laitue pommée

1. Pour des légumes marinés rapidement, mélangez les carottes, le daikon et l'oignon dans un grand bol. Pour la saumure, faites chauffer le jus de pomme et le vinaigre dans une casserole jusqu'à ce que la vapeur monte. Versez la saumure sur les légumes dans un bol; Couvrir et mettre au réfrigérateur jusqu'au moment de servir.

2. Faites chauffer 1 cuillère à soupe d'huile à feu moyen-vif dans une grande poêle. Battez légèrement les œufs avec un fouet. Ajouter les œufs dans la poêle; cuire, sans remuer, jusqu'à ce que le fond soit pris, environ 3 minutes. A l'aide d'une spatule souple, retournez délicatement l'œuf et faites cuire de l'autre côté. Faites glisser l'œuf de la poêle sur une assiette.

3. Remettez la casserole sur le feu ; ajoutez 1 cuillère à soupe d'huile restante. Ajouter les lanières de porc, le gingembre et l'ail. Cuire et remuer à feu moyen pendant environ 4 minutes ou jusqu'à ce que le porc ne soit plus rose. Ajouter le chou et les champignons; cuire et remuer environ 4 minutes ou jusqu'à ce que le chou se fane, que les champignons ramollissent et que le porc soit bien cuit. Retirez la casserole du feu. Coupez l'œuf à la coque en lanières. Incorporer délicatement les lanières d'œufs et les oignons verts au mélange de porc. Servir dans des feuilles de salade et garnir de légumes marinés.

CÔTELETTES DE PORC À LA MACADAMIA, SAUGE, FIGUES ET PURÉE DE POMMES DE TERRE

LES PRÉPARATIFS : 15 minutes de cuisson : 25 minutes pour : 4 portions

ACCOMPAGNÉ DE PURÉE DE PATATES DOUCES, CES CÔTES LEVÉES JUTEUSES ENROBÉES DE SAUGE CONSTITUENT UN REPAS D'AUTOMNE PARFAIT ET RAPIDE À PRÉPARER, CE QUI LES REND PARFAITES POUR UN SOIR DE SEMAINE CHARGÉ.

- 4 côtelettes de porc désossées, coupées à 1¼ pouces d'épaisseur
- 3 cuillères à soupe de sauge fraîche hachée
- ¼ cuillère à café de poivre noir
- 3 cuillères à soupe d'huile de noix de macadamia
- 2 livres de patates douces, pelées et coupées en morceaux de 1 pouce
- ¾ tasse de noix de macadamia hachées
- ½ tasse de figues séchées hachées
- ⅓ tasse de bouillon de bœuf (voir <u>ordonnance</u>) ou bouillon de viande sans ajout de sel
- 1 cuillère à soupe de jus de citron frais

1. Saupoudrer les deux côtés des côtelettes de porc de 2 cuillères à soupe de sauge et de poivre ; frotter avec les doigts. Faites chauffer 2 cuillères à soupe d'huile à feu moyen dans une grande poêle. Ajouter les côtelettes à la poêle; cuire 15 à 20 minutes ou jusqu'à ce qu'ils soient bien cuits (145 °F), en retournant une fois à mi-cuisson. Transférer les côtelettes dans une assiette; couvrir pour rester au chaud.

2. Pendant ce temps, mélangez les patates douces et suffisamment d'eau dans une grande casserole. Cuit;

Baissez le feu. Couvrir et laisser mijoter 10 à 15 minutes ou jusqu'à ce que les pommes de terre soient tendres. Égouttez les pommes de terre. Ajoutez la cuillère à soupe d'huile de macadamia restante aux pommes de terre et écrasez-les jusqu'à obtenir une consistance crémeuse ; Garder au chaud.

3. Pour la sauce, ajouter les noix de macadamia dans la poêle ; cuire à feu moyen jusqu'à ce qu'il soit grillé. Ajouter les figues séchées et 1 cuillère à soupe de sauge restante; faire bouillir pendant 30 secondes. Ajoutez le bouillon de bœuf et le jus de citron dans la poêle, en remuant pour gratter les morceaux dorés. Verser la sauce sur les côtelettes de porc et servir avec une purée de patates douces.

www.ingramcontent.com/pod-product-compliance
Lightning Source LLC
Chambersburg PA
CBHW070401120526
44590CB00014B/1211